Angst vor Corona?

was man bei Covid-19 selber tun kann

Uwe Friedrich

Angst vor Corona?

was man bei Covid-19 selber tun kann

Klar Verlag Baltrum

Bibliografische Information der Deutschen Bibliothek
Die Deutsche Bibliothek verzeichnet diese Publikation in der Deutschen Nationalbibliografie; detaillierte bibliografische Daten sind im Internet über http://dnb.ddb.de abrufbar.

Der Inhalt dieses Buches wurde sorgfältig recherchiert. Ratschläge und Empfehlungen wurden nach bestem Wissen und Gewissen erarbeitet. Dennoch kann eine Garantie nicht übernommen werden. Eine Haftung des Autors, des Verlags oder seiner Beauftragten für Schäden ist ausgeschlossen.

www.klar-verlag.de
ISBN 978-3-938461-08-2

Gestaltung, Satz: Klar Verlag
Fotos: Eva und Uwe Friedrich
Druck: Steinmeier, Deiningen

3. Auflage

Umwelthinweis:
Gedruckt in Deutschland, mit Öko-Farbserie und zu 100 % erneuerbaren Energien, auf MunkenPrint white

Inhalt

Die Furcht vor der Gefahr ist schrecklicher
als die Gefahr selber.

Afrikanisches Sprichwort

Angst vor Corona

Wir alle wissen und spüren, dass wir bei dieser Pandemie Angst haben. Wir haben Angst, dass wir oder Angehörige, Freunde und Bekannte an Covid-19 erkranken oder gar sterben könnten. Je nach dem, ob wir grundsätzlich und allgemein eher mehr oder weniger ängstlich sind, ist unsere Angst größer oder kleiner. Wir leiden unter der Angst, dass diese Pandemie in ihrer Unberechenbarkeit auch für uns Krankheit oder gar Tod bedeuten könnte. Diese Angst verfestigt sich, wird zunehmend diffus und verunsichert uns tief. Wir wissen intuitiv, dass wir unsere Angst nur in Schach halten können, indem wir die befürchtete Gefahr durch Covid-19, koste es was es wolle, vermindern. Nur dann, das spüren wir, wird auch unsere Angst kleiner werden.

So sehr uns die Angst einerseits quält, so sehr gibt sie uns auch die Kraft, erhebliche Einschränkungen unserer Freiheiten zu ertragen und mitzutragen. Wir spüren deutlich, dass wir durch unsere Bereitschaft zu Einschränkungen einen eigenen Beitrag zur Eindämmung der Pandemie leisten können. Dadurch vermindert sich unsere Angst, weil wir Hoffnung haben können, durch unser Verhalten die Gefahr zu vermindern.

Diese Form der Kontrolle unserer Angst funktioniert aber nur solange, wie wir noch nicht erkrankt sind. In dem Augenblick, in dem wir positiv getestet werden oder vielleicht schon erste Symptome haben, ist die Angst in alter Stärke wieder zurück.

Jetzt beginnt für uns eine schwierige Zeit, in der wir weitgehend hilflos abwarten müssen, ob unser Körper die Krankheit von selber überwindet, oder ob die Krankheit fortschreitet und wir intensive und eingreifende Behandlungen benötigen.

Das ist der Zeitraum großer eigener Hilflosigkeit und damit zunehmender Angst.

Für genau diesen Zeitraum, in dem die Diagnose Covid-19 für uns reale Erfahrung wird und eine Behandlung mit üblichen Medikamenten noch nicht zur Verfügung steht, stellt dieses Büchlein Hilfen zur Verfügung, um mit unschädlichen homöopathischen Medikamenten selber aktiv die Gesundung zu unterstützen. Unsere Angst wird sich durch unser aktives Behandeln vermindern und damit wird mehr Energie für eine Heilung im Frühstadium zur Verfügung stehen.

Vorwort

Auf der kleinen Nordseeinsel, auf der ich wohne, gibt es einen sozusagen „natürlichen Lockdown“. Jeden Winter, wenn die Insulaner weitgehend unter sich sind, wird fast das ganze öffentliche Leben heruntergefahren. Man erholt sich von einer anstrengenden Saison und die notwendigen Renovierungen und Erneuerungen finden meist mit der gebotenen Gelassenheit statt. Insofern war der verordnete Lockdown 2020/2021 selbst in der „verschärften“ Form nicht wirklich grundlegend anders als der Winterrhythmus auf der Insel sowieso ist. Was allerdings auch zu uns übers Meer schwappte und auch bei vielen Insulanern Fuß fasste, war die Angst vor Corona*, von der im vorigen Kapitel die Rede war. Meine Kollegen am Festland und ich waren erschüttert, dass die Hilfe, die die Homöopathie bei der Behandlung von Covid-19 bietet, bisher wenig wahrgenommen wurde und eigentlich nur den Patienten der homöopathischen Ärzte zugute kam. Wieviel Angst könnte gelindert werden und wieviel Durchhaltevermögen könnte gestärkt werden, wenn mehr Menschen diese Behandlung erhielten!

Aber wie könnten den Menschen mit positivem Test oder gar mit ersten Covid-19 Symptomen die Möglichkeiten einer homöopathischen Hilfe nähergebracht werden?

Die einzig überzeugende Antwort war: indem man Jedem ermöglicht, sich oder seine Angehörigen, Freunde und Bekannten selber zu behandeln.

Gedacht, getan. Aufgrund der vielen Erfahrungen homöopathischer Ärztinnen und Ärzte bei der homöopathischen Behandlung von Anfangsstadien von Covid-19 wurde es möglich, ein Büchlein zu schreiben, das Laien in den Stand versetzt, selber in begrenztem Rahmen zu behandeln.

In dem vorliegenden Büchlein möchte ich also die homöopathischen Behandlungsmöglichkeiten aufzeigen, die wir nach einer Infektion mit dem Virus SARS-CoV-2 oder bei leichter Covid-19 Erkrankung haben. Die homöopathische Behandlung bietet sich als Behandlungsstrategie nach Infektion oder bei leichter Erkrankung an. Sie hat keine Nebenwirkungen und kann in Grenzen auch von medizinischen Laien als Selbstbehandlung durchgeführt werden. Auch eine Anwendung parallel zu anderen Therapien ist möglich.

Wichtigste Bedingung für die homöopathische Behandlung durch Laien ist die regelmäßige ärztliche Kontrolle des Krankheitszustandes. Nur so können Verschlechterungen rechtzeitig erkannt und ärztlich eingeordnet werden.

Durch die Selbstbehandlung wird der Zeitraum zwischen Infektion und Fortschreiten der Erkrankung sinnvoll genutzt zur körperlichen und psychischen Stärkung.

Die korrekte allgemeine Anwendung der Homöopathie ist nicht ganz einfach und erfordert üblicherweise eine mehrjährige Ausbildung, um sehr gute Ergebnisse zu erzielen. Glücklicherweise ermöglichen die Infektionskrankheiten mit ihrer begrenzten Anzahl von unterschiedlichen Symptomen es auch dem Laien, nach genauer Anleitung die richtigen und hilfreichen Medikamente zu finden. Besonders Erkrankungen durch Viren bieten sich traditionell zur homöopathischen Behandlung an. Also auch Covid-19.

Im Folgenden gebe ich eine kurze Anleitung zur bestmöglichen Wahl und Verabreichung von homöopathischen Mitteln. Fallberichte, Anleitungen zur Mittelwahl und Dosierungsempfehlungen ermöglichen es dem Leser**, selbst tätig zu werden und aus der Spirale von Angst und Untätigkeit auszusteigen.

Baltrum, im Februar 2021 Dr. Uwe Friedrich

* Corona oder Covid wird umgangssprachlich für Covid-19 (Abkürzung für: coronavirus disease 2019) benutzt. Aus Lesbarkeitsgründen schreibe ich manchmal Covid-19 Erkrankung. Der Erreger von Covid-19 ist das Virus SARS-CoV-2.

**bitte ergänzen Sie da, wo es Ihnen angebracht erscheint, in Gedanken m / w / d.

1. Erfahrungen

Ein bisschen Theorie

Als ich noch als Chirurg und Unfallchirurg tätig war und mir Patienten begegneten, die mir von der wunderbaren Wirkung von Arnika bei Verletzungs- und Operationsfolgen berichteten, wollte ich keine Einzelheiten zur Theorie der Homöopathie hören (damals hielt ich nicht viel von Homöopathie), sondern ich wollte einfach und möglichst kurz wissen, wie man dieses „Wundermittel" denn einsetzen sollte.

Und so möchte ich es auch jetzt halten. Ich werde Ihnen nur einige Informationen zur Homöopathie geben, die wahrscheinlich nützlich für Ihre eigenen Behandlungsversuche sein werden. Alles tiefer Gehende wissen Sie vielleicht sowieso schon oder Sie können es – wenn Sie wollen - an anderer Stelle nachlesen.

Der entscheidende Unterschied der Homöopathie zur üblichen Medizin ist, dass die homöopathischen Medikamente in der Regel nicht nach Diagnosen verordnet werden, sondern nach Symptomen. Unter Symptomen verstehen wir Krankheitszeichen und Beschwerden bei einer Krankheit. Es wird also nicht nur **ein** homöopathisches Mittel geben, um eine beginnende Covid-19 Erkrankung zu behandeln.

Vielmehr gibt es, entsprechend der Vielfalt der Menschen und ihrer unterschiedlichen Krankheitsäußerungen, mehrere homöopathische Mittel gegen Covid-19. So kann sich die Erkrankung äußern mit Husten, der trocken ist und bei dem ein Druck auf den Brustkorb die Schmerzen beim Husten lindert. Hier wäre ein passendes Mittel Bryonia. Und es gibt ein anderes Mittel (Antimonium tartaricum) für Covid-19, wenn ein Husten besteht, bei dem die Lunge voller Schleim ist, der aber nicht ausgehustet werden kann.

Es ist wichtig, diese Besonderheit der homöopathischen Mittelfindung zu kennen. Wir müssen nämlich die Patienten genau nach ihren Beschwerden fragen. Diese Beschwerden sollten wir uns notieren. Entsprechend der Beschwerden werden wir ein passendes Mittel suchen. Das ausgesuchte Mittel wird dann besonders gut passen (und helfen), wenn möglichst viele Symptome des Patienten zu diesem Mittel passen. Etwas ausführlicher erläutere ich das im Abschnitt „Wann welches Mittel?" auf Seite 59.

Der zweite wichtige Unterschied zur üblichen Medizin besteht in der Zusammensetzung der homöopathischen Mittel und in ihrer Dosierung:

Bei den üblichen Medikamenten sind wir angehalten, nach dem Grundsatz der regelmäßigen Einnahme zu dosieren und dabei zu beachten, nicht zuviel Substanz einzunehmen, damit wir uns nicht vergiften, aber auch nicht zu wenig, damit die Wirkung nicht verloren geht.

Bei homöopathischen Medikamenten ist das völlig anders. Hier gilt nie: „Viel hilft viel" oder „Regelmäßige Einnahme ist wichtig". Ganz im Gegenteil gilt für die in diesem Ratgeber vorgestellten Mittel die Devise: „Seltene Einnahme" und „Mittel wirken lassen".

Woher kommt dieser Unterschied? Um es auf den Punkt zu bringen: Die üblichen Medikamente wirken mit ihren Inhaltsstoffen auf den Körper ein und bewirken direkte Veränderungen an einzelnen Strukturen oder ersetzen gar Stoffe, die im Körper zu wenig vorhanden sind oder blockieren andere Stoffe, die zuviel sind. Sie müssen also häufig wiederholt werden. Vergleichbar ist diese pharmakologische oder die operative Einflussnahme auf den Körper durch die übliche medizinische Behandlung mit der Reparatur einer Maschine: Die schadhafte Stelle oder Funktion wird durch Einflussnahme von außen ausgebessert, damit die Maschine wieder weiterlaufen kann.

Bei der Wirkung der homöopathischen Medikamente liegt eine ganz andere Situation zugrunde: Hier geben die homöopathischen Medikamente Informationen an die Programmierung und Steuerung der Maschine, wenn wir im obigen Bild bleiben wollen. Es wird also die Störung der Programmierung (der Lebenskraft, des Immunsystems usw.) durch Informationen beeinflusst. Wenn die Störung beseitigt ist, sollte auch die Maschine wieder gut laufen.

Der Vergleich eines Menschen mit einer programmierten Maschine ist natürlich sehr vereinfachend. Trotzdem kann so der Unterschied in den Behandlungsmethoden deutlich werden. Und es ist auch klar, dass es wichtig ist, nicht immer nur entweder die Mechanik oder die Steuerung zu reparieren, sondern häufig bedarf es auch einer Kombination beider Verfahren, um das bestmögliche Ergebnis zu erzielen.

Als Beispiel können wir die Operation eines vereiterten Zahnes nehmen. Ganz wichtig und notwendig wird es in vielen Fällen sein, den Eiterzahn zu ziehen (Mechanik-Reparatur). Das Ergebnis ist häufig sehr befriedigend. Allerdings hat die eitrige Entzündung auch das umgebende Gewebe infiltriert und das Entfernen des Zahnes hat Gewebe zerrissen. Entzündungs- und Schmerzimpulse überfluten das Nerven- und Immunsystem. Wenn man diese überschießenden Impulse nach der OP mit einer Gabe Arnica C 200 behandelt (Steuerungs-Reparatur), wird die Heilung schneller, schmerzärmer und dauerhafter vonstatten gehen.

Das ist übrigens für alle Zweifler an der Wirksamkeit hochverdünnter Medikamente ein schönes Experiment: Nehmen Sie (bzw. der Zweifler) bei einer Prellung, Operation oder anderen Verletzung einfach einmalig fünf Globuli Arnica C 200. Sie werden bei künftigen Verletzungen und Prellungen nicht mehr auf Arnika verzichten mögen.

Nachdem Sie bis hierher gelesen haben, werden Sie die folgenden Geschichten von Behandlungen bereits unter homöopathischen Gesichtspunkten verstehen und viele Hinweise bekommen, wie Sie selber bei Infektionen mit dem Virus SARS-CoV-2 hilfreich tätig werden können.

Kann ja nicht schaden

Meinen ersten Kontakt mit der Behandlung von Erkrankungen mit Covid-19 hatte ich über Anfragen aus der Familie. Das scheinbar überraschende Auftreten von Corona, die schnelle Weiterverbreitung über viele Länder, ja über die ganze Welt, und nicht zuletzt die furchtbaren Bilder, die aus Italien und später Spanien gezeigt wurden, führten zu vielen Sorgen und zu viel Angst, auch in meiner Familie. So dauerte es nicht lange, bis die ersten Fragen an mich gerichtet worden: Kann man denn da nicht vorbeugend etwas machen? Müssen wir jetzt warten, bis es uns auch erwischt? Wann gibt es eine Impfung? Solche und andere Fragen drückten eine große Besorgnis, ja Angst aus. Die allgemeine Unsicherheit am Anfang der Pandemie, auch von Fachleuten, übertrug sich eben auf viele Menschen.

So auch auf Teile meiner Familie. Wenn man in solch einer angsterfüllten und weitgehend neuen Situation um medizinischen Rat gefragt wird, hat man es als Arzt nicht unbedingt leicht. Hinzu kam, dass durch ausführlichste Berichterstattungen in den Medien schnell viele Menschen (nicht nur in meiner Familie) zu „Experten" wurden. Das erinnerte mich ein bisschen an die Fußball Weltmeisterschaft, bei der die halbe Nation der bessere Bundestrainer war.

Bei den meisten meiner Familienmitglieder habe ich einen gewissen Vertrauensvorschuss: Als Facharzt für Chirurgie, als Unfallchirurg und als Allgemeinmediziner mit jahrzehntelanger Erfahrung hat mein Wort in medizinischen Dingen ein gewisses Gewicht. Dass ich mich in den letzten 35 Jahren zusätzlich mit der Homöopathie beschäftigt habe, hat meinem Ruf in der Familie vielleicht nicht sehr geschadet, aber nur eine Minderheit der Familie ist wirklich glücklich über diese Erweiterung meines Behandlungsspektrums gewesen.

Wie dem auch sei, in den Monaten März und April erreichten mich zunehmend Mails und Telefonate von Familienmitgliedern, aber auch von Freunden und Patienten, in denen ich gefragt wurde, ob man denn nicht vorbeugend etwas zum Schutz vor Corona tun könne.

Da sich die Anfragen mit der Zeit häuften und ich nicht jedes Mal alles von vorne beschreiben wollte, schrieb ich einen Text, den ich an die Anfragenden weiter schickte.

Dies war der Text:

Vorbeugung von Covid-19

„Die derzeitige besonders schwere Pandemie mit dem Virus SARS-CoV-2 reiht sich grundsätzlich ein in eine Folge von Epidemien und Pandemien verschiedener Viruserkrankungen. Am bekanntesten sind die jährlichen Grippeepidemien. Aber auch Epidemien mit anderen Coronaviren sind bekannt. Es gibt bisher keine pharmakologische Maßnahme, um frühzeitig die Erkrankung an Covid-19 zu heilen. Wie wir wissen, hatte es sich schon in früheren Epidemie-Zeiten allgemein bewährt, das Immunsystem zu stärken. Dies geschieht am besten (und ist auch durch Studien abgesichert) durch eine vitaminreiche Ernährung mit vielen sekundären Pflanzenrohstoffen. Also Gemüse und Obst! Bewegung an frischer Luft, genügend Schlaf

und wenig Stress stabilisieren zusätzlich das Immunsystem. Nahrungsergänzungsmittel sind bei ausreichender Versorgung mit Vit. D (und Vit. B12 bei Vegetariern/Veganern) nicht notwendig.“

Ich war doch etwas enttäuscht, als ich von vielen auf diese Vorschläge ein eher verhaltenes Echo bekam. Und tatsächlich sind die allgemeinen Hinweise ja nun nicht wirklich neu und vor allem ziemlich mühsam, wenn man sie gewissenhaft ausführen möchte.

Eigentlich hatten sich die meisten eine „Pille“ (notfalls auch Globuli) gewünscht, die einen sicheren Schutz vor Corona geben würde.

In der üblichen Medizin sind neben Impfungen bisher keine Prophylaxe-Medikamente bekannt. Als homöopathischer Arzt hatte ich allerdings eine Ergänzung zu bieten.

Es gibt ein homöopathisches Mittel, das sich als Prophylaxe seit vielen Jahrzehnten bei Epidemien, also vor allen Dingen Influenza-Epidemien, sehr bewährt hat. Das Mittel heißt Influenzinum. Es wird unappetitlicher Weise meist aus dem Auswurf von Influenzakranken hergestellt. Da kann man wirklich von Glück sprechen, dass in homöopathischen Mitteln in entsprechend hoher Potenz kein Molekül der Ausgangssubstanz mehr nachweisbar ist. Trotzdem hat es eine meiner Nichten geschaudert, als ich empfohlen habe, Influenzinum C 200 zu besorgen und einmalig fünf Kügelchen einzunehmen. Dabei hatte meine Nichte noch Glück, dass nicht eines der Mittel als Prophylaxe infrage kam, das aus wesentlich ekligeren Substanzen als aus eitrigem Lungenauswurf eines Influenzakranken besteht.

Jedenfalls haben, soweit ich später erfuhr, alle das empfohlene homöopathische Mittel eingenommen. Die Zweifler an der Homöopathie mit dem Hintergedanken: Kann ja nicht schaden, die anderen mit der Hoffnung: wird ja wohl helfen.

Was die Zweifler angeht, muss ich zugeben, dass die Datenlage über die Wirksamkeit von Influenzinum im Sinne von Studienergebnissen tatsächlich äußerst mager ist. Genauer gesagt: es gibt keine Studien zu dieser Fragestellung. Und trotzdem haben spätestens seit der spanischen Grippe Anfang des 20. Jahrhunderts unzählige Menschen dieses Mittel als Vorbeugung vor Erkrankungen der Atemwege (wie man heute weiß: viral bedingter Erkrankungen) eingenommen. In den Jahrzehnten meiner Praxistätigkeit haben Hunderte meiner Patienten dieses Mittel vorbeugend vor der Grippesaison eingenommen und mir ist niemand bekannt geworden, der an einer schweren Grippe erkrankt gewesen wäre.

Natürlich gab es zu dem Zeitpunkt, als ich meiner Familie, meinen Freunden und meinen Patienten während der Corona Pandemie diese Empfehlung gab, noch keine Erfahrungen, ob Influenzinum auch als Prophylaxe von Covid-19 wirken würde. Allerdings hatte Influenzinum auch schon früher die Ausprägungen von anderen Coronavirus Erkrankungen vermindert. Warum sollte Influenzinum also nicht auch vor dem Verwandten der üblichen

Corona Erkältungsviren, dem SARS-CoV-2, dem Erreger von Covid-19, schützen?

Wie sagten die Homöopathiekritiker in meiner Familie? Kann ja nicht schaden. Und tatsächlich: Geschadet hat es nicht, ob es genutzt hat, wissen wir natürlich auch nicht. Immerhin ist niemand aus meiner Familie, aus dem Freundeskreis, von den vielen Kollegen und Patienten, denen ich diese Prophylaxe empfohlen habe, an Covid-19 erkrankt.

Deshalb meine ganz allgemeine Empfehlung, die nicht nur für die Coronapandemie gilt: Wenn Sie schweren Verläufen von Atemwegsinfektionen im Winterhalbjahr vorbeugen wollen, dann nehmen Sie Influenzinum C 200 fünf Globuli (einmalig!) vor Beginn der Erkältungssaison.

Im Rahmen des kollegialen Austausches mit anderen Ärztinnen und Ärzten, die Covid-19 Patienten behandelten, wurde bald klar (April 2020), dass Covid 19 bei sehr alten Menschen und bei Patienten mit vielen Vorerkrankungen sehr gefährlich ist und tödlich sein kann. Zusätzlich stellten sich immer öfter Patienten vor, die eine leichte oder auch etwas schwerere Corona Erkrankung ohne wesentliche Behandlung überstanden hatten, danach aber Wochen, oder wie wir inzwischen wissen, auch monatelang an Spätfolgen dieser Erkrankungen litten. Diese Spätfolgen waren durchaus gravierend.

Die Hauptbeschwerden nach Corona waren damals Geruchs- und Geschmacksstörungen, Schwäche, Müdigkeit, nervöse Störungen. Außer allgemein stärkenden Maßnahmen, Geruchstraining, Ernährungs- und Verhaltenshinweisen gab es nicht viel Hilfe für Menschen mit dem so genannten „Long Covid“, also den Langzeit-Folgen einer Covid-19 Erkrankung.

Homöopathisch allerdings gab es eine Hoffnung: Aus homöopathischer Sicht war zu erwarten, dass das Mittel, das den Ausbruch einer Viruserkrankung verhindert oder abmildert, auch die Folgen eben dieser Virus Erkrankung verhindern oder abmildern kann.

Die Gabe von Influenzinum C200 führte bei vielen Patienten innerhalb von Stunden oder wenigen Tagen zu völliger Beschwerdefreiheit. Bei ungefähr der Hälfte der

Patienten wirkte Influenzinum C200 nicht ausreichend. Meist waren das Patienten, bei denen die Folgeerscheinungen schon längere Zeit, meist mehrere Wochen, bestanden hatten. Auch hier konnte neben allgemeinmedizinischen Maßnahmen mit speziellen homöopathischen Mitteln eine Heilung unterstützt werden. Um diese Mittel zu finden, braucht es allerdings eine gute homöopathische Ausbildung, weswegen ich in diesem Buch nichts Näheres dazu ausführen werde.

Hilfe, der Test ist positiv

Einer der ersten Hilferufe zur Behandlung einer Covid-19 Erkrankung erreichte mich bei einem Spaziergang. Die Handyverbindung war schlecht. Eine ehemalige Patientin fragte an, ob man denn unterstützend etwas tun könne. Ihre Mutter, 79 Jahre, mit mehreren chronischen Krankheiten wie Diabetes, Bluthochdruck und leichtem Asthma, sei positiv auf Corona getestet worden. Seit drei Tagen klage sie über zunehmende allgemeine Schwäche, Müdigkeit und leichten trockenen Husten. Noch bevor ich etwas sagen konnte, brach die Verbindung ab. Eigentlich hätte ich noch gerne fragen wollen, wie denn der Husten sei. Ob Sitzen oder Liegen ihn verändert. Ob frische Luft, Kälte oder ein warmes Zimmer etwas verändern würden. Ob Trinken hilft. Ob die Mutter Fieber habe oder leicht friere. Aber es nützte nichts, die Verbindung kam nicht wieder zustande. Ich schickte der Tochter der Patientin eine SMS, in der ich vorschlug, dass die Mutter Camphora C 200 sofort einnehmen solle. Wenn innerhalb von 4 Stunden keine Besserung eintreten würde, noch einmal Wiederholung der Medikamentengabe (5 Globuli Camphora C 200). Wenn der Husten schlimmer würde, könne sie der Mutter Bryonia C 200 geben. In jedem Fall solle sie mit dem Hausarzt Kontakt aufnehmen, wenn das Krankheitsbild sich nicht verbessere.

Es war mir natürlich klar, dass mit so wenigen Angaben über die Beschwerden der Patientin eine präzise Mittelwahl nicht möglich ist. Ich konnte aber auf eine sehr bewährte Erfahrung zurückgreifen: Bei beginnenden Infekten gleich welcher Art hat sich seit langem die sofortige Gabe von Camphora bewährt. Zu einem sehr frühen Zeitpunkt der Erkrankung eingenommen, kann Kampfer (lateinisch Camphora) den weiteren Ausbruch der Infektionskrankheit manchmal sogar verhindern. Dafür war es in diesem Fall zu spät, aber die erhebliche Schwäche, über die die Patientin klagte, wies zusätzlich auf die Indikation zur Gabe von Camphora hin. Der Vorschlag, gegen den Husten Bryonia zu nehmen, war gewagt, denn ohne nähere Beschreibung des Hustens könnten auch andere homöopathische Hustenmittel infrage kommen. Aber, wie man bei uns auf der Insel sagt: „nützt ja nichts"; wenn man nur wenige Hinweise auf ein Heilmittel hat, muss man eben das Mittel nehmen, das bei „Coronahusten" am häufigsten hilft, und das Mittel ist eben Bryonia.

Einige Wochen später, ich hatte den Anruf wegen ihrer Mutter längst vergessen, telefonierte ich mit der Patientin wegen einer anderen Sache. Bevor sie auflegte, kam sie noch auf ihre Mutter zu sprechen. Diese habe das Mittel (Camphora C 200) am nächsten Tag gleich dreimal genommen (ich hatte zwar nur zweimal empfohlen, aber bitte ...). Nach einer Nacht mit vielem Schwitzen sei sie am nächsten Tag erfrischt erwacht und seither fit wie früher. Das „Hustenmittel" habe sie nicht gebraucht.

Was hier wie ein Glückstreffer aussieht, ist, wie vorher erwähnt, die Anwendung einer sehr bewährten Behandlung. Camphora sollte in keiner Hausapotheke fehlen. Sehr viele Erkältungskrankheiten können damit im Frühstadium beendet werden oder verlaufen zumindest extrem leicht und schnell. Das gilt auch für beginnende „Erkältungskrankheiten“ wie eine beginnende Covid-19 Erkrankung. Die Chance, mit diesem Mittel den Ausbruch oder eine starke Verschlechterung von Covid-19 zu verhindern, ist groß.

Ich schlage sogar vor, bei positivem Coronatest einfach vorbeugend Camphora C 200 einmalig zu nehmen. Zwar ist die Wahrscheinlichkeit, bei positivem PCR-Test an Covid-19 zu erkranken oder gar schwer zu erkranken, nicht sehr hoch (Stand Frühjahr 2021), aber für den Fall der Entwicklung einer Covid-19 Erkrankung wäre Camphora das richtige Vorbeugemittel. Im ungünstigsten Fall hat man es eben umsonst genommen, was aber nichts ausmacht, da homöopathische Mittel bei einmaliger Einnahme ohne jede Nebenwirkung sind.

Bitte beachten Sie:

Das im vorigen Kaptitel genannte **Influenzinum** ist das **Vorbeugemittel** für Atemwegsinfekte, also auch Covid-19, vor jeglicher Ansteckung. Influenzinum soll also die Infektion selber verhindern.
Camphora ist das Mittel, das **am Beginn einer Infektion** mit SARS-CoV-2 genommen werden sollte, oder wenn der „Corona-Test“ positiv ausfällt.

Sehr praktisch

Dass Camphora nicht nur ein Mittel für den Beginn einer Covid-19 Erkrankung ist, sondern auch im Krankheitsverlauf viel Gutes tun kann, haben uns viele Fälle gezeigt. Einer davon ist der folgende:

Im Mai 2020 litt der Patient einer Kollegin an Covid-19. Der Patient, ein immer freundlicher, etwas ängstlicher und stark übergewichtiger 67-jähriger Mann ohne auffallende Grunderkrankungen hatte seit fünf Tagen Symptome von Covid-19. Von Anfang an stand die allgemeine Schwäche im Vordergrund. Obwohl warmes Wetter herrschte, fror er ständig. Seit zwei Tagen hatte sich seine bekannte Ängstlichkeit in eine heftige, schier unbezwingbare Angst und Panik verwandelt. Dabei hatte er sowohl Angst vor der Krankheit, als auch vor dem Krankenhaus. Der Husten war heftig, und löste sich nicht. Bei Bewegung kam der Patient schnell in Atemnot.

Die Kollegin hatte schon Bryonia gegen den Husten verschrieben gehabt, mit nur mäßigem Erfolg. Auch Arsenicum album, ein Mittel gegen Schwäche und Angst (das wir noch kennenlernen werden), hatte er schon ohne deutlichen Erfolg zur Linderung seiner Beschwerden bekommen. Das war schon erstaunlich, da Arsenicum album eigentlich ein sehr gutes Mittel bei Schwäche, Frostigkeit und Ängsten ist.

Auf Nachfrage teilte der Patient dann noch mit, dass es ihm ums Herz sehr eng sei und die Atmung manchmal wie stockend sei. Das sei neu.

Mit diesen Informationen fiel uns die richtige Mittelwahl leicht: Camphora C 200.

Wir wissen nämlich, dass Camphora neben der Schwäche und der Frostigkeit auch Herzbeklemmung und unterbrochene Atmung haben kann. Diese Symptome, die ja neu aufgetreten waren, waren wichtiger für die Wahl des richtigen Mittels, als die gesteigerte Ängstlichkeit eines sowieso ängstlichen Menschen, die zunächst zur Verordnung von Arsenicum album geführt hatte.

Der Patient nahm also einmalig Camphora C 200 ein. Daraufhin besserten sich Schwäche und Beklemmung. Auch die Ängstlichkeit nahm ab, da sich die Symptome ja schon gebessert hatten und die Hoffnung auf Genesung zunahm.

Camphora ist eben nicht nur ein Mittel für den Beginn der Erkrankung, sondern es kann auch im weiteren Verlauf nützlich sein.

Ich empfehle Camphora sogar bei jeder Erkrankung an Covid-19, wenn trotz homöopathischer Behandlung die Besserung nicht voran schreitet. Anstatt zu verzweifeln, sollte man gleich einmalig Camphora C 200 geben. Es ist dann ein sogenanntes Zwischenmittel, das Kraft gibt und anderen homöopathischen Mitteln zu besserer Wirksamkeit verhilft.

Wenn Sie also im Verlauf einer Covid-19 Erkrankung mal nicht mehr weiter wissen, geben Sie einfach Camphora C 200 einmalig als Zwischenmittel und die Besserung wird in vielen Fällen wieder einsetzen oder es wird Hinweise auf ein besser wirkendes Mittel geben, wie wir in einem späteren Fall sehen werden.

Im Laufe der nächsten Monate sollte ich noch viele Fälle sehen bzw. berichtet bekommen, bei denen die Zwischengabe von Camphora den Weg zur Heilung eröffnete. So geschah es auch bei dem folgenden Fall.

So viel Angst

Während einer Tagung homöopathischer Ärzte wurde ein Kollege von einem Patienten angerufen, der schon seit einigen Tagen wegen einer Covid-19 Erkrankung in seiner Behandlung war. Obwohl es dem Patienten sehr schlecht ging und er sich wegen starker Luftnot kaum bewegen konnte, wollte er nicht ins Krankenhaus. Nicht nur hatte er Angst vor der drohenden Beatmung, sondern er wollte auch die Betreuung durch seinen Hausarzt nicht verlieren.

Was war bisher geschehen?
Der 70-jährige Patient klagte plötzlich über starke Kopfschmerzen. Die Temperatur lag für 5 - 6 Tage zwischen 39 und 40 Grad. Das Mittel Aconitum brachte ein wenig Linderung. Hinzu kamen Geruchs- und Geschmacksverlust, viel Durst und viel Angst mit dem Gefühl von starker Atemnot. Es bestand eine starke Schwäche. Husten beim Sprechen und extrem starker Husten beim Einatmen.

Der Patient hatte bisher neben Aconitum andere, durchaus angezeigte, Mittel bekommen, leider war die Wirkung nur schwach oder vorübergehend gewesen. Am Telefon fasste er seine Beschwerden auf entsprechende Nachfragen zusammen.

Mit leiser Stimme, immer wieder von Atempausen unterbrochen, schilderte er seine Atemnot, seine Schwäche, seine Geruchs- und Geschmacksstörungen. Besonders belaste ihn der starke Husten, der sich vor allem beim Einatmen verschlechterte.

Jetzt fallen uns neben verschiedenen anderen Symptomen solche auf, die für Camphora sehr typisch sind (Atemnot, Schwäche, Geruchs- und Geschmacksstörungen). Besonders auffallend war der extreme Husten beim Einatmen. Auch das ist ein typisches Camphora-Symptom.

Noch am gleichen Abend nahm der Patient Camphora C 200. Nach einer unruhigen Nacht fühlte er sich am nächsten Morgen nur leicht gebessert. Immerhin war die Stimmung optimistischer.

Wir taten (wieder telefonisch) das, was gute Homöopathen immer tun sollten. Wir fragten nicht nur, welche Symptome gebessert waren (das hatte der Patient schon weitgehend selber gesagt), sondern welche Symptome schlechter geworden sind und welche dazugekommen waren. Bei diesem Patienten war nur sehr auffallend, dass er zwar Durst hatte, aber seit heute nur noch in kleinen Schlucken trinken konnte. Außerdem sei neu ein brennender Halsschmerz dazugekommen.

Dies waren nun Symptome von Arsenicum album (Durst, aber trinkt nur in kleinen Schlucken; brennende Schmerzen). Dieses Mittel hatte er zwar schon bekommen, aber die neuen Symptome wiesen deutlich auf die Notwendigkeit einer erneuten Gabe von Arsenicum album hin.

Gedacht – getan.
Nach Einmalgabe von Arsenicum album C 200 hatte der Patient eine ruhige Nacht gehabt. Am nächsten Tag ging es ihm insgesamt deutlich besser und vor allem die Atemnot war fast ganz verschwunden. Für den sehr beschwerlichen

Husten, der sich nicht lösen wollte, bekam er Antimonium tartaricum. Darauf wurde auch die Lunge frei und es ging ihm anhaltend gut. Er hatte auch keine Geruchs- und Geschmacksstörungen mehr.

Obwohl eigentlich Arsenicum album und Antimonium tartaricum die hauptsächlichen Beschwerden gelöst hatten, sagte der Patient seinem Arzt, dass die Wende mit der Einnahme von Camphora erfolgt sei.

Dieser und andere Fälle bestärkten mich in der Überzeugung, dass wir immer an Camphora als Zwischenmittel denken sollten. Nicht selten führte diese Zwischengabe dazu, dass ein vorher unwirksames Mittel dann wieder wirkte. Denn auch bei dem beschriebenen Patienten war ja das eigentliche Heilmittel Arsenicum album gewesen, das allerdings erst nach der Gabe von Camphora wirken konnte.

Dabei fällt mir noch ein anderer Fall ein, bei dem Arsenicum album das wichtigste Heilmittel war. Arsenicum album zählt ja sowieso zu den wirksamsten Mitteln bei Covid-19, weswegen es gut ist, sich die Symptome dieses Mittels einzuprägen, nachzulesen im Abschnitt „Liste der Mittel" auf Seite 73.

Es ist häufig die Angst des Patienten, die uns an Arsenicum album denken lässt. So auch bei einer Patientin, die mir als resolute Geschäftsfrau bekannt war. Jetzt war sie am Telefon voller Angst, nachdem sie positiv getestet worden war und Husten und leichte Geruchsstörungen hatte. Ihr war kalt. Wenn sie etwas trank, konnte sie die

Flüssigkeit nur in kleinen Schlucken hinunterbringen. Am schlimmsten aber war die Angst, nicht nur vor einer möglichen Beatmung und vielleicht dem Tod, sondern es war eine mehr unbestimmte, tief-innerliche Angst. Sonst hatte sie keine auffallenden Beschwerden. Dass sie sich matt fühlte und eher müde und antriebslos war, ist bei einer Virusinfektion nichts besonderes. Deswegen verordnete ich ihr Arsenicum album C 200 einmalig. Sollten die Beschwerden über Nacht nicht besser werden, am Morgen eine Wiederholung der Gabe.

„Was haben Sie mir denn da gegeben?" beschwerte sie sich am nächsten Morgen am Telefon „Ich hatte eine furchtbare Nacht, ich musste dauernd rumlaufen, husten und fand keine Ruhe!"

Obwohl das ein eindeutiger Vorwurf war, freute ich mich, denn bei den Beschwerden handelte es sich um eine manchmal auftretende typische und ungefährliche kleine Erstverschlechterung, die eine Wirkung des Mittels bereits anzeigte. Kurz nach Mitternacht war die Patientin dann doch eingeschlafen, wie sie auf Nachfrage zugab. Jetzt fühlte sie sich kräftiger und vor allem die Angst war praktisch weg.

In den nächsten zwei Tagen ging es ihr weiter besser, sodass wir nicht mehr telefonierten.

Nach ca. zwei Wochen rief sie wieder an, um mir zu sagen, dass es ihr insgesamt zwar sehr gut ginge, die Geschmacksstörung sei jedoch weiter da und das Essen schmecke wie verbrannt.

Solche Geschmacksstörungen sind typische Folgeerscheinungen von Covid-19 (Long Covid). Dafür und für andere Long Covid Symptome gibt es verschiedene homöopathische Mittel, die auseinanderzuhalten jedoch einige Erfahrung erfordert. In jedem Fall empfiehlt sich zunächst ein Versuch mit Influenzinum.

Und tatsächlich, Influenzinum C 200 beseitigte bei dieser Patientin die Geschmacksstörung in wenigen Tagen. Wenn das nicht geschehen wäre, was immer mal wieder vorkommt, hätte ich gründlicher nach dem richtigen Mittel forschen müssen.

Das Fieber steigt

Covid-19 beginnt wie die meisten anderen Virusinfektionen häufig als fieberhafter Infekt. Wenn es in diesem Stadium gelingt, durch homöopathische Mittel die „Erkältung“ zu heilen, wird ein weiteres Fortschreiten von Covid-19 verhindert. Das wäre also eine Art von „Prophylaxe“ von schwereren Verlaufsformen.

Erkältungskrankheiten fangen unabhängig vom Erreger immer ähnlich an: mal mit Schnupfen, mal mit Fieber, mal mit Schmerzen, mal mit Husten und mal mit einer Mischung aller Symptome. In diesem Stadium kann man auch als Laie, der etwas Erfahrung mit der homöopathischen Behandlung hat, viel Gutes bewirken.

Hier kurz die wichtigsten Mittel für die unspezifischen Anfangsstadien von Covid-19 (und von „Grippe“ und anderen Virusinfekten). Sie sind zum Nachlesen noch einmal im Abschnitt „Liste der Mittel“ auf Seite 73 aufgeführt. Da sie aber auch bei allen banalen Infekten bei Erwachsenen und Kindern ganz unabhängig von Covid-19 praktische Heilmittel sind, führe ich sie hier zum Kennenlernen schon mal auf.

Aconitum

Der Beginn der Erkrankung ist plötzlich und stark. Meist in trockener, kalter Luft erkältet. Das Gesicht kann dunkelrot, heiß und trocken sein. Beim Aufsetzen wird das Gesicht dann blass. Der Patient hat Angst und ist unruhig.

Die Haut fühlt sich heiß und trocken an. Der Patient ist durstig.

Aconitum C 200 ist ein sehr bewährtes Mittel, das viele Menschen nehmen, wenn sie sich erkältet haben und sie einem Fortschreiten der Erkrankung vorbeugen wollen. Die Einnahme kann also auch schon erfolgen, bevor Fieber und andere Symptome auftreten.

Belladonna

Der fieberhafte Infekt tritt plötzlich auf. Der Patient ist hochrot und glühend heiß. Am Kopf und wo er bedeckt ist, schwitzt er stark. Auffallend sind dabei die oftmals kalten Hände und Füße. Obwohl Hals und Mund trocken sind, besteht während des hohen Fiebers wenig Durst. Kratzen im Hals.

Belladonna ist ein typisches „Grippemittel“, das besonders bei Kindern mit hohem Fieber nachts schnell Linderung bringt.

Gelsemium

Beginn des Infektes oft mit Schwäche, Zittern und Frösteln den Rücken rauf und runter, teilweise mit Zähneklappern. Eher langsamer Beginn, oftmals nach „Erkältung“. Das Gesicht kann während des Fiebers dunkelrot sein. Fieber eher nicht so hoch. Es besteht Durst oder Durstlosigkeit. Wenn Schnupfen vorhanden ist, so ist dieser brennend, wässrig. Das Schlucken macht Beschwerden. Schwere der Augenlider. Spastik der Bronchien. Wundes Gefühl in der Lunge.

Oft dabei sind Benommenheit und/oder Benebeltsein und/oder zittrige Schwäche.

Gelsemium hat sich, wie wir noch sehen werden, besonders häufig im Anfangsstadium von Covid-19 bewährt.

Ferrum phosphoricum

Akuter Beginn. Das Fieber ist oft nur mittelgradig erhöht. Der Patient ist uncharakteristisch allgemein beeinträchtigt. Die Beschwerden kommen und gehen. Das Gesicht ist eher blass, kann aber auch plötzlich gerötet sein, um dann wieder abzublassen.

Eupatorium perfoliatum

Es besteht das typische Zerschlagenheitsgefühl am ganzen Körper, besonders in den Knochen. Manchmal fühlen sich die Gelenke wie verrenkt an. Der Husten tut so weh, dass der Patient den Brustkorb festhalten muss. Das Fieber ist morgens am höchsten. Der Durst ist stark. Das Gesicht ist heiß und rot. Es besteht eine Neigung zum Erbrechen.

Arnica

Fieber mit dem Gefühl der Zerschlagenheit. Selbst das weichste Polster erscheint zu hart. Der Kopf ist in der Regel dunkelrot und heiß bei kalter Nase. Obwohl der Patient deutlich krank wirkt, glaubt er manchmal selber nicht, besonders krank zu sein.

Ich hatte es ja schon am Anfang erwähnt: Niemand sollte Covid-19 alleine behandeln. Immer muss ein Arzt im

Hintergrund sein, um schwierige Verläufe kurzfristig zu erkennen. Auch sollten Sie testen lassen und wenn nötig Quarantäne und alle Hygienevorschriften genau einhalten. Vor diesem Hintergrund können Sie gefahrlos Covid-19 homöopathisch behandeln, zumal die Mittel an sich keine Nebenwirkungen haben und auch keine andere parallel verlaufende Behandlung stören.

Wenn die o. g. Bedingungen erfüllt sind, dann sollten Sie nicht zögern, auch homöopathisch zu behandeln.

Die gerade genannten „Fiebermittel“ passen besonders gut beim Beginn des fieberhaften Infektes und auch dem Wiederaufflammen des Infektes.

Für diejenigen, die sich homöopathisch schon etwas mehr zutrauen, habe ich noch drei Mittel dargestellt, die bei anderen Formen der Erkältungen helfen werden, wenn das Fieber nicht im Vordergrund steht.

Vergessen Sie aber nie, spätestens wenn die große Schwäche, das Kältegefühl und vielleicht auch die Geruchs- und Geschmacksstörungen sich zeigen, gleich Camphora C 200 zu geben. Wie schon gesagt, ist sowieso bei jeder „Erkältungskrankheit“ die frühzeitige Gabe von Camphora sinnvoll.

Im Folgenden jetzt drei andere häufige Mittel bei Erkältungen.

Allium cepa und Euphrasia officinalis

Sie sind angezeigt bei den Erkältungen, bei denen Auge und Nase triefen, was im Beginn von Covid-19 eher selten vorkommt. Aber man kann die Mittel natürlich auch bei den saisonalen Erkältungskrankheiten anwenden.

Während bei Allium cepa die Nasenabsonderung ausgesprochen scharf ist und eine wunde Nase und Oberlippe hervorruft, ist die Nasensekretion bei Euphrasia mild und ohne Tendenz zur Wundheit. Umgekehrt ist die Tränensekretion bei Allium cepa eher mild zu nennen, während bei Euphrasia die Tränensekretion zu Rötung und Reizung der Augen führt. Bei beiden Mitteln kommt es beim weiteren Fortschreiten zu einer Stimmbandentzündung mit heftigem Husten, der bei Allium cepa eher durch ein Gefühl im Hals wie Kitzeln ausgelöst wird, bei Euphrasia ist dies nicht der Fall. Auffallend bei Allium cepa ist die Verbesserung der Beschwerden in frischer Luft und die Verschlechterung abends und im warmen Raum.

Rhus toxicodendron

Dieses Mittel gehört zu denjenigen, die allgemein bei Erkältungen vorkommen. Häufig sollte man bei bestimmten Symptomen (s. u.) auch bei Covid-19 an Rhus toxicodendron denken. Patienten, die die Erkältung als Folge von kaltem und feuchtem Wetter haben, sowie nach Abkühlung, nachdem sie geschwitzt haben, brauchen dieses Mittel. Es besteht oft heftiger Schnupfen, wobei die Nase eher zur Verstopfung neigt. Die Absonderung ist eher dick, gelb und übelriechend als wässrig. Stimmbandentzündung mit

Heiserkeit und Wundheitsschmerz ist in typischer Weise vertreten. Auffällig ist, dass Einsprechen oder Einsingen zu einer Linderung der Rauhigkeit oder der Stimmbeeinträchtigung führt. Es ist das Symptom, welches für Rhus toxicodendron so überaus charakteristisch ist, dass der Beginn einer Bewegung, sei es jetzt der Arme oder Beine oder der Stimmbänder, zunächst verschlechtert, sich bei fortdauernder Bewegung jedoch bessert. Kalte Anwendungen verschlechtern alle Beschwerden bei Rhus toxicodendron und warme Anwendungen bessern alle Beschwerden deutlich.

Immer dieser Husten

Auch wenn der Beginn von Covid-19 häufig dem Beginn einer saisonalen „Grippe" ähnelt, so ist der weitere Verlauf dann doch charakteristisch.

Besonders die Atemwege sind betroffen und Husten und Atemstörungen stehen bald im Vordergrund.

Schon bei den ersten Fällen von Covid-19 in China fiel auf, dass die damals noch neue Viruserkrankung in schweren Verlaufsformen hauptsächlich die Lunge betraf. Die ersten Krankheitszeichen waren neben Fieber und Schwäche ein vorwiegend trockener Husten.

Auch bei den meisten Covid-19 Fällen bei uns beginnt die Erkrankung häufig bereits mit einem trockenen Husten. Wenn es gelingt, schon in diesem Stadium die Erkrankung zu stoppen, kann viel Leid verhindert werden. Einer von mehreren vergleichbaren Fällen ging so:

Fünf Tage nach einem Familientreffen bekam eine 69-jährige Patientin vom Gesundheitsamt die Aufforderung, sich als Kontaktperson einer Infizierten in häusliche Quarantäne zu begeben. Da die Patientin bereits ein Kratzen im Hals spürte und immer wieder Hustenreiz verspürte, bestand sie auf einer Testung. Das Ergebnis, das sie zwei Tage später erhielt, war positiv. Trotz reichlich Erkältungstee und Schleimlösern wurde der Reizhusten schlimmer. Der Hausarzt konnte einen Befall der Lunge ausschließen und riet zum Abwarten unter Ruhe- und Quarantänebedingungen. Inzwischen wuchs bei der Patientin die Angst vor einer Verschlechterung der Krankheit und sie sah sich schon unter dem Beatmungsgerät sterben.

In dieser angespannten Situation telefonierte sie mit einer Freundin, die eine homöopathische Begleitbehandlung empfahl, statt einfach nur abzuwarten.

Die Patientin hatte den corona-typischen trockenen Husten, der anfallsweise verstärkt war. Zunehmend wurde das Husten schmerzhaft, sodass sie sich bei jedem Hustenstoß gegen den Brustkorb drücken musste. Auch waren die Nächte besonders schlimm, am ehesten konnte sie im Halbsitzen schlafen, was aber nicht sehr erholsam war. Das empfand die Patientin als besonders schlimm, da sie bei ihrer allgemeinen Müdigkeit und Schwäche dringend auf erholsamen Schlaf angewiesen sei. Die Temperatur war nur leicht erhöht.

Die Behandlung der Patientin in diesem Stadium der Erkrankung war insofern einfach, als der Husten deutlich auf das Mittel Bryonia hinwies: trockener Husten, im Liegen schlechter, besser beim Aufsitzen, schmerzhaft, Druck gegen den Brustkorb lindert die Hustenschmerzen.

Bryonia C 200 nahm die Patientin dreimal: zunächst fünf Globuli, nach 4 Stunden noch einmal, diesmal aber die fünf Globuli in Wasser aufgelöst. Von dieser Lösung nahm sie einen Schluck, nachdem sie vorher kräftig umgerührt hatte. Weitere vier Stunden später, vor dem Schlafen, nahm sie auf gleiche Weise noch einmal einen Schluck.

Zu ihrer großen Freude konnte sie fast die ganze Nacht durchschlafen und war am Morgen relativ frisch. Sie nahm noch einmal einen Schluck von der Lösung mit Bryonia.

Vier Tage nach Beginn des Hustens war die Patientin beschwerdefrei. Lediglich die Schwäche hielt noch einige Tage, um dann auch ganz zu verschwinden.

Ein solcher Husten, wie ihn die Patientin hatte, kommt wie gesagt häufig bei Anfangsstadien von Covid-19 vor. Wichtig ist dabei, in ärztlicher Kontrolle zu sein, um Verschlechterungen, besonders natürlich einen Lungenbefall, frühzeitig zu erkennen. Aber statt nur abzuwarten ist hier dringend zur Einnahme von Bryonia zu raten. Weltweit wurde von homöopathischen Ärzten die gute Wirkung dieses Mittels dokumentiert.

Ich rate ja, wie allen Lesern, die bis hier gelesen haben, schon bekannt, zur direkten Einnahme von Camphora, wenn auch nur der Verdacht auf Covid-19 besteht. Wenige Stunden nach Camphora-Einnahme sollte aber bei diesem trockenen Reizhusten Bryonia C 200 eingenommen werden. Dieses Mittel sollte solange in vierstündigem Abstand wiederholt werden, bis der Husten **besser** wird, **nicht** bis er **weg** ist (s. auch Abschnitt „Die Medikamenten Gabe“ auf Seite 67)! Bei Besserung unbedingt mit der Einnahme pausieren, denn obwohl die homöopathischen Mittel keine Nebenwirkungen bei einmaliger Einnahme haben, können sie doch, wenn man sie zu häufig nimmt, durchaus (harmlose) Beschwerden machen und z. B. eine weitere Heilung des Hustens verzögern. Dazu später noch ein Beispiel.

Die ärztliche Kontrolle des Lungenbefundes und des Allgemeinzustandes ist in dieser Situation besonders wichtig, auch für die homöopathische Behandlung, wie der nächste Fall zeigt.

Trösten hilft

Eine alte Dame von über 90 Jahren, die in einem Altersheim lebt, hatte Corona. Sie war positiv getestet worden und litt unter dem bei Bryonia beschriebenen trockenen Husten. Sie war sehr geduldig. Leider half Bryonia C200 jedoch nur kurzfristig. Der Husten wurde sehr lästig, vom vielen Husten war die Stimme schon heiser geworden. Die Ärztin äußerte den Verdacht auf eine beginnende Lungenbeteiligung, wollte aber zunächst unter Kontrolle abwarten. Als die Patientin von der drohenden Lungenbeteiligung hörte, war es mit der Gelassenheit vorbei. Voller Ängste sah sie eine Leidenszeit auf der Intensivstation vor sich und sie hätte am liebsten ständig jemanden an ihrem Bett gehabt, was aber wegen der Coronamaßnahmen nicht ging. Immerhin konnte sie viel mit ihren Angehörigen telefonieren, sodass ihre Angst zumindest kurzfristig erleichtert wurde. Das viele Sprechen verschlechterte aber den Husten und die Heiserkeit, sodass die Situation für die Patientin zunehmend schwieriger wurde.

Wenn ein Mittel (hier Bryonia) nicht wirkt, heißt das nicht, dass man nichts machen kann, sondern man muss im Gegenteil nach einem besseren Mittel suchen. Und das fiel in diesem Fall nicht schwer, da deutlich wurde, dass unter Bryonia-Einnahme starke Ängste auftraten, die nur durch Zuwendung (Trost am Telefon) gelindert werden konnten. Auch war die Patientin heiser, der Husten verschlechterte sich beim Reden und laut ärztlichem Befund war eine beginnende Mitbeteiligung der Lunge (also eine

Ausbreitung der Entzündung von den Bronchien in die Lunge) zu vermuten. All das spricht für Phosphorus.

Also wurde in üblicher Weise Phosphorus C 200 einmalig gegeben und nach vier und acht Stunden als Auflösung in Wasser wiederholt. Es kam es zu einem schnellen Rückgang des Reizhustens. Die Ärztin war hoch erfreut über einen unauffälligen Lungenbefund und die Patientin war in wenigen Tagen wieder ganz die Alte: eine sehr beliebte, kommunikative und aktive Bewohnerin des Altenheims.

Phosphorus ist bei Husten bei Covid-19 neben Bryonia immer in Erwägung zu ziehen. Besonders erfreulich ist, dass selbst Husten mit Verdacht auf beginnende Lungenbeteiligung noch günstig beeinflusst werden kann. Auch die parallele Behandlung mit Antibiotika oder anderen chemischen Medikamenten ist ohne weiteres möglich, sodass das ganze Arsenal medizinischer Hilfe genutzt werden kann.

Hab ich doch gewusst

Der 96-jährige Vater einer Kollegin erkrankte an Covid-19. Das war besonders kritisch, weil er schon zwei schwere Lungenentzündungen zwar überlebt hatte, aber immer noch unter einer starken Einschränkung der Atmung litt. Außerdem hatte er Diabetes und Durchblutungsstörungen beider Beine. Meine Kollegin war also durchaus zu Recht in Sorge, weil ihr Vater bei dieser Vorgeschichte eine schlechte Ausgangsbasis für das Überstehen von Covid-19 hatte.

Aufgrund der Symptome von Schwäche, Kältegefühl und trockenem Reizhusten gab meine Kollegin ihrem Vater zunächst Camphora C 200. Am gleichen Tag gab sie noch Bryonia C 200 mehrmals im Abstand von einer Stunde. Bereits am nächsten Tag ging es dem Patienten deutlich besser und das Schlimmste schien überstanden zu sein. Leider war dem nicht so. Bereits am folgenden Tag verschlechterte sich der Husten trotz Bryonia so sehr, dass jetzt mit dem Schlimmsten gerechnet werden musste.

Der Husten war immer noch trocken, aber eine Kurzatmigkeit war hinzugekommen. Schon wenn man in der Nähe des Patienten stand, hörte man die brodelnden Rasselgeräusche in seiner Lunge. Trotzdem hatte er kaum Auswurf und bekam praktisch nur noch im Sitzen ausreichend Luft.

Dies war nun eine klare Indikation für den schnellstmöglichen Transport ins Krankenhaus. Der Patient allerdings weigerte sich. Er sei in einem Alter, in dem er durchaus mit dem Sterben rechnen würde. Aber er vertraue darauf, dass seine Tochter als behandelnde Ärztin schon etwas Linderndes finden würde.

Da ich von Kollegen und Patienten inzwischen mehrfach gehört habe, dass sehr betagte Menschen sich geweigert hätten, ins Krankenhaus zu gehen, obwohl eine Krankenhausbehandlung dringend angezeigt erschien, weise ich hier auf ein Mittel hin, das in solchen schwierigen Fällen Linderung schaffen kann.

Das Mittel ist Antimonium tartaricum. Es hilft bei starker Atemnot, die im Sitzen und bei Rechtsseitenlage besser wird. Außerdem scheinen die Atemwege mit Schleim gefüllt zu sein, der aber nicht oder nur schwer abgehustet werden kann. Häufig hört man schon ohne Stethoskop ein lautes Brodeln beim Atmen.

Wie gesagt, hier ist eindeutig ärztliche Behandlung angesagt, aber manchmal muss man eine Notsituation auch überbrücken.

Der Vater meiner Kollegin bekam Antimonium tartaricum C 200 in der üblichen Weise, in diesem Fall auch wieder einmal in Wasser gelöst und dann stündlich davon einen Löffel gegeben (s. a. Abschnitt „Die Medikamenten Gabe“ auf Seite 67). Die häufige Gabe erfolgte wegen der Schwere des Krankheitsbildes.

Noch in der gleichen Nacht konnte der Patient mit dem Abhusten beginnen. Er nahm das Mittel noch drei Tage lang, einmal täglich, und war danach zwar noch schwach, aber beschwerdefrei. Als am vierten Tag beim Abhören alles unauffällig war, lautete sein trockener Kommentar nur: „Siehst du, hab ich doch gewusst!“

Antimonium tartaricum kann man nicht erst bei solchen schweren Verläufen einsetzen. Schon wenn bei trockenem Husten eine gewisse Atemschwierigkeit auftritt, es muss noch gar keine Atemnot sein, und der Patient das Gefühl hat, er könne den Schleim nicht abhusten, sollte man gleich Antimonium tartaricum geben. Sobald die Belüftung der Lunge durch das Mittel wiederhergestellt ist, kann auch die Heilung beginnen. Eine solche Situation sehen wir nicht selten schon im Anfangsstadium von Covid-19.

Noch einmal ganz klar gesagt: Spätestens wenn ein Patient eine beginnende Atemnot hat, ist ärztliche Kontrolle und Begleitung notwendig. Wie schon früher erwähnt, sollten keine Covid-19 Patienten ohne ärztliche Begleitung und Kontrolle sein. Zu schnell kann sich die Krankheit „wie aus heiterem Himmel" verschlechtern. Ja, es ist geradezu charakteristisch, dass auf eine anfängliche Besserung eine plötzliche Verschlechterung erfolgen kann.

Allerdings können wir auch nicht tatenlos zusehen, wie ein Angehöriger, ein Freund, in Quarantäne vor sich hin leidet, aber aus Angst vor einer Krankenhauseinweisung jeden Arztkontakt vermeidet. Oder auch nicht so schnell einen Arzt findet, der sich seiner annimmt. In solchen Fällen können und müssen wir mit unseren unschädlichen Mitteln die Menschen begleiten und eben auch aufpassen, dass der Zeitpunkt für eine Krankenhausbehandlung nicht verpasst wird.

Mir fallen die Augen zu

Als selber Betroffene oder als nahe Bezugspersonen haben wir nur selten Kontakt mit Covid-19. Wenn doch, so handelt es sich in den meisten Fällen um ein Frühstadium, das auch ohne wesentliche Behandlung nach einiger Zeit ausheilt. Es besteht jedoch eine permanente Unsicherheit, ob diese Covid-19 Erkrankung zu den vielen leichten Fällen gehört oder zu den wenigen Covid-19 Fällen, die sich dramatisch verschlechtern. Es ist also die allgegenwärtige Angst, die uns hauptsächlich bedrängt.

In dieser Situation kann eine frühzeitige Behandlung den Krankheitsverlauf abkürzen und damit unsere Angst vermindern.

Ich hatte bereits auf die wichtigsten Mittel bei fieberhaftem Beginn von Covid-19 hingewiesen (s. Abschnitt „Das Fieber steigt" auf Seite 35). Je nach den auffallenden und im Vordergrund stehenden Symptomen des Patienten wählen wir das geeignete Mittel (s. Abschnitt „Liste der Mittel" auf Seite 73) Interessant und hilfreich ist in diesem Zusammenhang, dass bereits seit den ersten Fällen von Wuhan eine bestimmte Symptomen-Kombination bei beginnender Covid-19 sehr häufig vorkommt: es sind die Symptome Schwäche, Müdigkeit, leichtes Fieber, Frösteln am Rücken, schwere Augenlider und Ängstlichkeit.

In dieser Situation, die oft am 4. bis 6. Tag nach der Infektion auftritt, hilft mit großer Sicherheit Gelsemium C200, u. U. in Wasser aufgelöst, stündlich einen Schluck nehmen bis zur Besserung der Beschwerden. Näheres dazu im Abschnitt „Die Medikamenten Gabe“ auf Seite 67.

Damit kann diese Art der „Erkältung“ schnell und sicher beendet werden. Am Nachlassen der Ängstlichkeit ist häufig schon bald nach Mitteleinnahme die beginnende Wirkung zu sehen.

Denken Sie bitte immer daran, dass zur richtigen Mittelwahl gehört, dass möglichst viele der vorhandenen auffallenden Symptome des Patienten zu dem Mittel passen, das Sie geben wollen. Sie sollten, wenn mehrere Mittel infrage kommen, immer das Mittel zunächst geben, zu dem die meisten Symptome des Patienten passen. Erst wenn dieses Mittel nicht wirkt, gehen sie zum nächst passenden Mittel über. Nicht immer stehen viele Symptome zur Verfügung, um ein passendes Mittel zu identifizieren. Manchmal führt erst ein besonders auffallendes Symptom auf die richtige Spur.

So hatte ich eine Patientin mit allgemeinen leichten Erkältungssymptomen. Ich konnte mich nicht entscheiden, welches der Erkältungsmittel ich einsetzen konnte. Etwas sollte ich tun, denn die Patientin war positiv getestet worden und ängstlich, wie die Krankheit wohl weitergehen würde. Als sie mir von ihrer Müdigkeit (ganz normal bei Erkältungen) erzählte, fragte ich nach, wie sich die Müdigkeit denn so äußern würde. In ihrer Antwort erwähnte sie unter anderem, dass sie am liebsten immer die Augen schließen würde. Als Grund gab sie an, die Augenlider seien ihr schlicht zu schwer. Das daraufhin gegebene Gelsemium wirkte prompt und nachhaltig.

Ohne die Erläuterung bei der Frage nach der Müdigkeit (schwere Augenlider) wäre es schwerer gewesen, auf Gelsemium zu kommen. Nur wenn man von solchen Besonderheiten weiß, entdeckt man, wie häufig Gelsemium bei langsam beginnenden Infekten das helfende Mittel ist.

Soll ich das Gift weiter nehmen?

Jeder positiv getestete Mensch wird isoliert oder soll sich zuhause isolieren, um eine Weiterverbreitung des Virus zu erschweren. Das hat vielerlei Konsequenzen. Für die Behandlung heißt das, dass wir die Patienten in der Regel nicht sehen können; selbst Ärzte müssen sich in Anfangsstadien oft mit Fernbehandlungen begnügen. Da aber selbst sehr alte Menschen gewohnt sind, zu telefonieren und die meisten auch mit Messengerdiensten umgehen können, ist heutzutage eine Fernbehandlung meist gut möglich. Viele meiner Bekannten und Patienten haben dies bei ihren Angehörigen und Bekannten so gemacht. Allein, dass die Covid-19 Patienten nach ihrem Befinden gefragt werden, ja sogar nach ihren Beschwerden im einzelnen, ist schon hilfreich und angstmindernd. Wenn dann auch noch versuchsweise nebenwirkungsfreie Medikamente vorgeschlagen werden, entschärft sich die seelische Situation zunehmend.

Allerdings gibt es bei Behandlungen über diverse elektronische Medien und über „einige Ecken" auch immer wieder Möglichkeiten von Missverständnissen. Besonders zu beachten bei diesen indirekten Fernbehandlungen ist die wiederholte Erinnerung an die Patienten, ihren Krankheitsverlauf ärztlich kontrollieren zu lassen. Spätestens wenn die Besserung stagniert oder es gar zu einer weiteren Verschlechterung kommt, muss ärztlicher Rat eingeholt werden. Die Angst des (meist älteren) Patienten vor einer Krankenhauseinweisung sollte niemals ein Grund sein, auf eine ärztliche Kontrolle zu verzichten.

Der folgende Fall kann als beispielhaft für viele Fälle gelten, die im Anfangsstadium von Covid-19 zu beobachten sind.

Es handelte sich um die 80-jährige Mutter eines Freundes. Diese war positiv auf SARS-CoV-2 getestet worden und hatte vier Tage nach dem positiven Test zunehmend die folgenden Symptome entwickelt: Gefühl eines dicken Kopfes; Nase zu; Nasennebenhöhlen wie verstopft; trockener Reizhusten, bei dem sie sich nachts aufsetzen musste, um ihn zu lindern; belegte Bronchien, die die Atmung erschwerten; Schwäche; Müdigkeit; Übelkeit; Schwindel; zunehmende unbestimmte Angst.

Als Grunderkrankungen bestanden Herzrhythmusstörungen, viele Allergien und Bluthochdruck.

Medikamentös war sie eingestellt auf Blutdruck- und Herzmedikamente.

Von ihrem Hausarzt hatte sie schon Schleimlöser und Bettruhe verordnet bekommen mit der Maßgabe, sich bei Verschlechterung zu melden, weil dann wegen ihrer Grunderkrankungen eine stationäre Behandlung in Erwägung zu ziehen sei.

In dieser Situation rief sie ihren Sohn an, der seinerseits mich anrief.

Aufgrund der Symptome der Mutter kamen drei Mittel infrage: Camphora, Gelsemium und Bryonia.

Also empfahl ich, der Mutter wegen der Schwäche und der beginnenden Covid-19 Erkrankung direkt Camphora C 200 zu geben. Wenn dann der Schwindel und die Übelkeit noch weiter bestehen sollten, könnte am nächsten

Tag Gelsemium C 200 hilfreich sein. Da die Husten- und Atemsymptome zunehmend belastend waren, sollte er in jedem Fall noch vor der Nacht (wir haben vormittags telefoniert) seiner Mutter Bryonia C 200 geben. Hinweisend auf Bryonia waren der zunehmende trockene Reizhusten mit beginnender Atemnot und die Verbesserung des Hustens durch Aufsitzen.

Für die Ängste musste man zunächst kein Mittel geben, da diese ja durchaus verständlich waren und die Patientin eindeutig zur Risikogruppe gehörte. Trotzdem ist es, wie wir noch sehen werden, u. U. wichtig, die Angst weiter zu beobachten und möglicherweise ein Mittel zur Linderung zu geben.

Noch bevor die Patientin jedoch überhaupt ein Mittel genommen hatte, bekam sie einen heftigen Durchfall. Schwindel und Übelkeit waren danach schlagartig weg.

Also waren damit einige der Symptome, die für Gelsemium sprachen, auch weg, und deshalb war das Mittel nicht mehr angezeigt.

Wie ging es weiter? Camphora war in der Apotheke nicht vorrätig, also begann die Patientin gleich mit Bryonia C 200.

Im Folgenden gebe ich die Messenger-Nachrichten wieder, die zwischen meinem Freund und mir gewechselt wurden. Er leitete die Nachrichten seiner Mutter an mich weiter.

Weiterleitung - Mutter 2 Stunden nach Einnahme von Bryonia C200, 21:30 Uhr

Die Nase ist noch zu, aber die Bronchien sind frei. Jetzt werde ich noch mal inhalieren, dann schaun wir mal.

Sohn, nächster Morgen: 09:10 Uhr

Mutter hat sehr gut geschlafen. Hatte Angst vor der Nacht. War aber alles gut. Kann gut und positiv denken. Macht wieder Scherze. Noch körperlich schwach, aber im Kopf gut.

Weiterleitung - Mutter drei Stunden später, 12:19 Uhr

Habe gut geschlafen und gut Luft bekommen. Noch schwach. Habe heute früh Kampher genommen. Komme schnell außer Atem. Nase wieder zu. Ohrenquietschen. Brustenge, Bronchienverkrampfung, Kopf- und Gliederschmerzen sind weg. Muskelkaterartige Beschwerden. Kenne ich alles schon. Gott sei Dank nix Neues.

Ich, 15:07 Uhr

Bitte abwarten. Bei Verschlechterung gleich melden, ansonsten bitte morgen.

Weiterleitung - Mutter: nächster Tag, 11.14 Uhr

Bis 3 Uhr nicht gut geschlafen. Aber selber Schuld wegen essen. Zu viel. Zu viel durcheinander. Bronchien wieder belegt. Wieder trocken und zäh. Im großen und Ganzen aber geht's aufwärts, glaube ich.

Ich, 11:30 Uhr

Gibt es denn keine neuen Symptome??

Sohn, 13.40 Uhr

Ich habe nochmal nachgefragt. Mutter ist wieder sehr ängstlich und unruhig. Könne nicht still sitzen. Husten schlechter. Schwäche schlechter. Friert viel. Trinkt nur kleine Schlucke.

Ich, 14:20 Uhr

Soll Arsenicum album C200 nehmen.

Erläuterung:

Da es der Patientin deutlich besser ging, ist die erneute Verschlechterung sehr ernst zu nehmen. Die zunehmende Angst, das Frieren und dass sie lediglich in kleinen Schlucken trinken mag, deuten auf Arsenicum album hin. Immer, wenn Arsenicum album angezeigt ist, muss man auch daran denken, einen Arzt zu Rate zu ziehen, weil sich hier eine gravierende Verschlechterung anbahnen könnte. Der Hausarzt musste jedoch nicht gerufen werden. Das Mittel wirkte ganz schnell.

Weiterleitung - Mutter, nächster Tag, 12:58 Uhr

Also, mir geht's gut. Punkt. Wenn ich mich ruhig verhalte! Soll ich das Gift weiter nehmen? Ich verspüre Tatendrang in mir aufsteigen, ein wunderbares Gefühl. Einzig die Nase muss noch besser abschwellen. Und der Allgemeinzustand darf noch besser werden. Aber alles in allem: nix zu klagen, nur dankbar, dass es so gut geht.

Ich, 13:27 Uhr

„Gift" nur noch nehmen, wenn wieder schlechter. Sollten Restbeschwerden bleiben, bitte nochmals melden. Dann könnte Influenzinum C200 infrage kommen.

Innerhalb von drei Tagen war also eine Covid-19 Erkrankung mit einer Abfolge weniger Mittel geheilt worden. Dass die Patientin Camphora erst an zweiter Stelle genommen hat, spielte keine große Rolle. Wie wir bereits gesehen haben, kann Camphora C 200 in jedem Covid-19 Stadium auch als Zwischenmittel die Heilung voranbringen. Für einige Leser mag überraschend sein, dass ich eine gewisse Zunahme der Symptome nach Camphora als „Heilung voranbringen“ bezeichne. Homöopathisch macht aber das einen der Unterschiede zur konventionellen Behandlung aus: der Körper wird durch ein Mittel (hier Camphora C 200) angeregt, einige Symptome deutlicher zu zeigen. So deutlich, dass man als Behandler darauf kommt, dass jetzt die Gabe von Arsenicum album angezeigt ist, was dann auch das endgültige Heilmittel anzeigte.

Im weiteren Verlauf ist bei der Mutter meines Freundes bezüglich Covid-19 alles gut geblieben. Eine allgemeine Schwäche belästigte die sehr aktive Patientin jedoch noch etwas, weswegen sie glaubte, dass sie Arsenicum album doch weiter nehmen könnte, wo es doch so dramatisch gut gewirkt hatte.

Leider musste sie dann erleben, was passieren kann, wenn man ein homöopathisches Mittel zu lange einnimmt (Überdosierung): Sie bekam Schlafstörungen, Alpträume und Verdauungsstörungen. In einem solchen Fall muss man sofort mit der Einnahme aufhören. Sollten die Beschwerden nicht in wenigen Tagen nachlassen, muss mit einem anderen homöopathischen Mittel nachgeholfen werden. So auch bei dieser Patientin, die seither gut gelaunt und energiereich lebt und ihren Haushalt nach wie vor alleine führt.

2. Was und Wie

Wann welches Mittel?

Wenn wir uns jetzt selber daran machen wollen, passende homöopathische Mittel für die jeweilige Situation zu finden, in die wir oder unsere Angehörigen oder Bekannten geraten sind, so müssen wir einige Besonderheiten beachten. Wir haben ja schon bei den Beispielfällen gesehen, dass die Mittelwahl von verschiedenen Faktoren und Symptomen abhängt.

Vorbeugung

Die Mittelwahl ist relativ leicht, wenn es sich um die Vorbeugung von Covid-19 handelt. Hier bieten sich zwei Mittel an.

Wenn noch **kein Anhalt für eine Infektion** besteht, aber man einer möglichen (Virus-) Infektion vorbeugen möchte:
Influenzinum C 200 einmalig 5 Globuli

Wenn der **Test auf SARS-CoV-2 positiv** ist, aber noch **keine Krankheitszeichen** da sind:
Camphora C200 einmalig 5 Globuli

Nachbehandlung

Die homöopathische Nachbehandlung eventueller Beschwerden nach Covid-19 gehört in professionelle homöopathische Hände. Nicht-Homöopathen steht ein Mittel zur Verfügung, mit dem ein sinnvoller Behandlungsversuch unternommen werden kann.

Wenn Covid-19 längst **überstanden** ist, aber immer noch **Beschwerden** vorhanden sind:
Influenzinum C200 einmalig 5 Globuli

Behandlung

Bei der **Behandlung** von leichten Covid-19 Symptomen müssen wir etwas differenzierter vorgehen, um das richtige Mittel zu finden. Hier noch einmal der Hinweis, dass wir nur dann selber behandeln dürfen, wenn aus ärztlicher Sicht Zuwarten empfohlen wird. Diese „therapeutische

Lücke" können wir sinnvoll mit Selbstbehandlung überbrücken.

Wenn wir uns jetzt also daran machen, bei einem Erkrankten ein Mittel zu finden, das lindernd auf seine Beschwerden wirken soll, so müssen wir zunächst wissen, welche Beschwerden oder Symptome bei Virusinfekten der Atemwege (also auch bei Covid-19) überhaupt vorkommen.

Es sind u. a. die folgenden Krankheitssymptome:

Fieber, Kopfschmerzen, Nebenhöhlen Entzündung, Schnupfen, leichter Husten, Frösteln, Appetitlosigkeit, Müdigkeit, Schwäche, Muskel-, Knochen- und Gelenkschmerzen, Magen- und Darmsymptome

Diese Symptome kann man als unspezifische Erkältungssymptome bezeichnen, weil sie bei praktisch jedem Infekt alleine oder in verschiedenen Kombinationen vorkommen.

Zusätzlich gibt es weitere Symptome, die auch bei jeder Erkältung vorkommen können, die aber doch schon etwas spezifischer ein Hinweis auf Infekte durch Influenza- oder SARS-CoV-2 Viren sein können, die uns also in dieser

Kältegefühl, trockener Husten, Schwierigkeiten zum Abhusten, Atemschwierigkeiten, Geruchs- und Geschmacksstörungen, Angst

Die Kunst, das passendste Mittel zu finden, besteht jetzt darin, zu erkennen, welche Symptome ganz im Vordergrund zu stehen scheinen und besonders auffallen.

Wenn z. B. ein Erwachsener einen heftigen, vielleicht sogar quälenden Husten hat, der trotz Inhalieren und Hustenbonbons ein trockener Husten ohne wesentlichen Auswurf bleibt, und wo sich der Patient außerdem ab und zu schnäuzen muss, sich schlapp und müde fühlt und dabei 37,9 Grad Temperatur hat, dann ist der Husten das Auffallende, das, was im Vordergrund steht.

Ein anderer Fall: Wenn der Patient sich erkältet hat und jetzt ein bisschen rumhüstelt, sich ab- und zu schnäuzen muss, sich schlapp und müde fühlt und dabei 39 Grad Fieber hat, dann ist das Auffallende, das was im Vordergrund steht, nicht z. B. das Hüsteln, sondern das für einen Erwachsenen deutliche Fieber. Für dieses wird man also ein Mittel suchen.

Wir nehmen diesen Fieber-Fall gleich als Beispiel, um zu zeigen, wie jetzt auf einfache Weise das beste Mittel zu finden ist. Das erfolgt in **zwei Schritten**.

Im **ersten Schritt** geht es um die **Vorauswahl der infrage kommenden Mittel**.Dazu habe ich eine Tabelle entworfen (Mittel-Vorauswahl s. S. 65-66). Die Vorgehensweise ist: Sie entscheiden sich, welches Symptom des Patienten **im Vordergrund** steht.

Bei unserem Beispielsfall steht i**m Vordergrund** das **Fieber**. Grundsätzlich kommen jetzt alle bei Fieber aufgeführten Mittel infrage. Um dann das am besten passende

Mittel zu finden, suchen wir in der Tabelle den Absatz auf „Im Vordergrund steht das Fieber". Hier sind alle Mittel aufgeführt, die für diesen Fall zu erwägen sind.

Es sind die Mittel, die wir schon als „Fiebermittel" (Aconitum, Belladonna, Ferrum phosphoricum, Eupatorium perfoliatum, Gelsemium, Rhus toxicodendron und Arnica) kennengelernt haben.

Nun folgt der **zweite Schritt**: Um jetzt unter diesen Fiebermitteln das für unseren Fall am besten passende zu finden, müssen wir in einem nächsten Schritt in der „Liste der Mittel" (ab Seite 73) nachsehen.

Dort lesen wir alle diese infrage kommenden Mittel mit ihren Symptomen durch und wählen das Mittel, das insgesamt zu unserem Patienten zu passen scheint. So würden wir ihm z. B. Eupatorium perfoliatum geben, wenn er u. a. über Knochenschmerzen klagt, oder Arnica, wenn ihm das Bett zu hart ist, oder Aconitum, wenn er beim Hinlegen blass wird und sich am Vortag in trockener, kalter Luft erkältet hat.

Ähnlich ist das Vorgehen, wenn die **Schleimabsonderungen** im Vordergrund stehen, oder der **Husten**, oder die **Angst**. Immer müssen wir die dafür infrage kommenden Mittel in der „Liste der Mittel" nachschlagen, um dann das am besten passende zu wählen. Wenn das gewählte Mittel nach Gabe nicht in angemessener Zeit wirkt, wählen wir neu. Wenn wir wieder auf die gleichen Mittel kommen, nehmen wir jetzt das Mittel, das am zweitbesten passt.

Sie werden schon gemerkt haben, dass es sehr günstig ist, wenn man sich alle Symptome des Patienten notiert hat, um dann ganz in Ruhe anhand der „Liste der Mittel“ das passende Mittel aussuchen zu können. Es ist sowieso grundsätzlich sinnvoll, über die Symptome Buch zu führen, um erkennen zu können, welche Symptome weggefallen und welche hinzu gekommen sind.

Unsere Mittel kann man jederzeit geben. Man kann die Zeit nutzen, bis der Arzt kommt oder bis man in der Praxis einen Termin hat. Man kann die Zeit nutzen, solange alles noch nicht so schlimm ist, dass man zum Arzt gehen würde, und man kann parallel zu allen ärztlichen Behandlungen die homöopathischen Mittel geben.

Allerdings müssen wir streng darauf achten, dass wir durch unsere Selbsthilfe eine ärztliche Kontrolle nicht verzögern. Das ist aber eigentlich ganz leicht, denn es gilt: passende homöopathische Mittel müssen in wenigen Stunden eindeutig wirken (Wirkungseintritt), sonst sind sie möglicherweise falsch. Immer, wenn eine Krankheit voranschreitet und sich deutlich verschlechtert, müssen wir auf einer ärztlichen Untersuchung oder zumindest Beurteilung bestehen.

Tabelle zur Mittel-Vorauswahl

Hier werden die **im Vordergrund stehenden Symptome** und **die dazu passenden Mittel** für die einzelnen Krankheitsstadien aufgeführt.

Im Vordergrund stehen **Schleimabsonderungen**
Allium cepa
Euphrasia officinalis

Im Vordergrund steht das **Fieber**
Aconitum
Belladonna
Ferrum phosphoricum
Eupatorium perfoliatum
Gelsemium
Rhus toxicodendron
Arnica

Im Vordergrund stehen **ausgeprägte Schwäche, Müdigkeit, Geruchs- und Geschmacksstörungen (jeweils und/oder)**
Camphora
Gelsemium

Im Vordergrund stehen **Husten** und/oder **Atemnot**
Bryonia
Antimonium tartaricum
Phosphorus

Im Vordergrund stehen **Ängste**, die seit der „Erkältung“ für den Patienten sehr belastend zugenommen haben
Arsenicum album
Phosporus

Denken Sie bitte daran, dass in jedem Stadium von Covid-19, wenn Camphora noch nicht gegeben worden ist, oder wenn die Besserung stockt, **einmalig Camphora C 200 fünf Globuli** gegeben werden sollen. Danach, wie bei allen anderen Mittelgaben, mindestens eine Stunde warten, bis ein anderes Mittel eingenommen wird!

Die Medikamenten Gabe

Das Entscheidende haben wir mit der Wahl des homöopathischen Mittel (s. vorheriges Kapitel) bereits geleistet. Jetzt geht es noch um die Einnahme, also wie geben wir das Medikament, damit es möglichst gut wirken kann.

Die Dosierung hoch-verdünnter und homöopathischer Medikamente unterscheidet sich grundlegend von der Dosierung üblicher chemischer Medikamente, wie wir bereits im Abschnitt „Ein bisschen Theorie" auf Seite 13) gesehen haben. Für homöopathische Mittel gilt die Devise: „Seltene Einnahme" und „Mittel wirken lassen", wobei auch sehr wichtig ist: „Hoch genug verdünnt".

Wenn Sie z. B. bei einer schweren Prellung Arnika zur Linderung der Beschwerden und zur schnelleren Heilung einsetzen wollen, können Sie Arnika in niedriger Potenz z. B. D6 nehmen oder als pflanzliche Lösung in der Urtinktur, und Sie werden vielleicht einen Erfolg haben. Wenn Sie jedoch Arnika als Arnica C200 einmalig einnehmen, ist der Behandlungserfolg sicher. Es hat sich im Laufe der jahrzehntelangen Erfahrungen gezeigt, dass die feinen Funktionsstörungen unseres Körpers („die Steuerung") um so günstiger beeinflusst werden, je höher die Verdünnung des Medikamentes ist und je häufiger es bei der Verdünnung aktiviert (geschüttelt) worden ist. C200 ist eine Verdünnung und eine Verschüttelung, die sich in den meisten Fällen als optimal für eine günstige Beeinflussung der Körperfunktionen (z. B. der Schmerzen oder der Resorption eines Blutergusses) erwiesen hat.

Für unser Thema heißt das: Um unsere Abwehrkräfte bei einem Virusinfekt (z. B. Covid-19) optimal zu stimulieren, geben wir das Mittel, das wir ausgesucht hatten (z. B. Bryonia), als Einmalgabe fünf Globuli in der C 200.

Dann beobachten wir!

Dieser Punkt ist extrem wichtig. Das Mittel muss eine gewisse Wirkzeit bekommen. Für die Art der Behandlung, wie sie in diesem Ratgeber vorgeschlagen wird, sollte bei nur mäßigen Beschwerden die Beobachtungszeit drei bis vier Stunden betragen. Sollte bis dahin eine deutliche Besserung erfolgt sein, geben wir das Mittel nicht noch einmal. Sondern wir beobachten weiter, solange die Besserung anhält.

In selteneren Fällen wird es ziemlich bald nach der Mittelgabe zu einer leichten Verschlechterung der Beschwerden kommen, die der Patient aber nicht als sehr bedeutend empfindet. Das ist die sogenannte „Erstverschlechterung", ein Zeichen für die einsetzende Wirkung. Auf die „Erstverschlechterung" erfolgt meist in der sowieso vorgesehenen Beobachtungszeit eine Verbesserung. Wenn nicht, ist das Mittel falsch gewählt.

Wenn wir in der Beobachtungszeit den Eindruck haben, das Mittel verliert nach anfänglicher Besserung seine Kraft, können wir, wenn keine Hinweise auf ein anderes Mittel aufgetaucht sind, das Mittel (in unserem Beispiel Bryonia C 200) wiederholen. Die Wiederholung sollte aber möglichst nicht in trockener Gabe der Globuli bestehen. Vielmehr sollten fünf Globuli in einem halben Glas Wasser aufgelöst werden. Von dieser Lösung nimmt der Patient nach vorherigem Aufrühren („Verkleppern“) einen Teelöffel ein.

Wieder erfolgt die Beobachtung, wie schon bei der ersten Gabe.

Sollten noch weitere Wiederholungen notwendig sein, wird immer aus der bereits hergestellten Wasserlösung ein Teelöffel eingenommen (bitte jeweils vorher „verkleppern“).

Wie gesagt sollte der Abstand bis zur Wiederholung (falls das Mittel noch nicht wirkt) drei bis vier Stunden betragen. Sie haben aber bei unseren Beispielen gelesen, dass auch häufigere Gaben möglich sind, also z.B. stündlich. Das macht man nach anfänglicher Besserung, wenn die Beschwerden bald wieder zunehmen. Dann hat sich nämlich die Wirkung des homöopathischen Mittels verbraucht und die Gabe sollte erneuert werden.

Aber immer, wenn das Mittel wirkt, also eine Besserung eintritt, muss zunächst abgewartet werden.

Auf keinen Fall – und das haben Sie ja auch bereits gelesen – sollte das Mittel nach Besserung der Erkrankung routinemäßig weitergenommen werden, „weil es ja so gut gewirkt hat“. Dann kann es nämlich passieren, dass der Körper auf die übertriebene Wiederholung mit Symptomen reagiert. Diese sind zwar nicht gefährlich, können aber sehr lästig werden.

Bitte denken Sie auch daran, dass die Gabe von Influenzinum C200 nur als Einmalgabe erfolgen sollte. Das gilt für die Gabe von Influenzinum C 200 als Mittel zur Vorbeugung von Covid-19 und als Mittel zur Nachbehandlung bei Beschwerden nach Covid-19.

Auch ein Zwischenmittel wie Camphora C 200 sollte nur einmalig gegeben werden.

Wenn Sie sich an unsere Einnahme-Empfehlungen halten, kann nichts passieren. Im schlimmsten Fall wirkt das Medikament nicht. Wenn das der Fall ist, sollten Sie überprüfen, ob vielleicht das falsche Mittel gewählt wurde. Dann müssen Sie die jetzt aktuellen Symptome überprüfen und schauen, welches der vorgeschlagenen Mittel jetzt besser passt.

Und denken Sie daran: Immer, wenn die homöopathischen Medikamente, die Sie selber rausgesucht haben, nicht wirken, es vielleicht sogar zu einer Verschlimmerung kommt (die keine harmlose „Erstverschlechterung“ ist), sollten Sie überlegen, ob Sie einen Arzt zu Rate ziehen müssen. Sie erinnern sich, dass Covid-19 zu plötzlichen Verschlechterungen neigt, die ärztliche Begleitung erfordern!

Vielleicht hört sich das Ganze etwas kompliziert und undurchsichtig an. Tatsächlich ist hier ja zusammengefasst, was üblicherweise ausführlich erklärt werden muss und in vielen Erfahrungen gefestigt worden ist. Aus diesem Grund habe ich die ganzen Regeln im folgenden Einnahme-Schema zusammengefasst. Schauen Sie dort an der Stelle nach, an der Sie gerade bei Ihrer Behandlung sind und Sie werden sehen, wie es weitergeht („Folgen Sie den Pfeilen“).

Einnahme-Schema

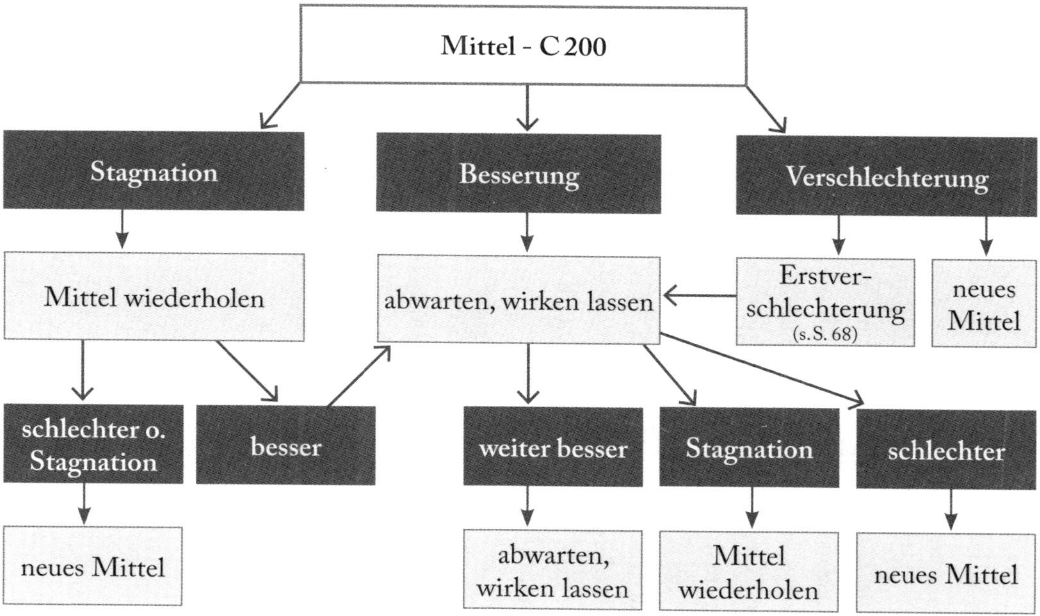

Was kann ich bei der Einnahme falsch machen?

Wenn Sie sich an die beschriebenen Einnahme-Empfehlungen halten, können Sie nichts falsch machen.

Sie können aber die Einnahme noch optimieren. Da die Informationen des homöopathischen Medikamentes hauptsächlich über die Mundschleimhaut aufgenommen werden, sollten die Globuli oder die Wasserlösung am besten eine Weile im Mund gehalten werden. Auch ist es günstig, wenn Sie direkt vorher und nachher nichts essen oder trinken. Auch keine Einnahme direkt vor oder nach dem Zähneputzen, weil die Zahnpasta trotz Ausspülen des Mundes noch einige Zeit an der Mundschleimhaut haftet. Außerdem empfiehlt es sich beim Umgang mit homöopathischen Mitteln, keinen Metall-, sondern einen Plastiklöffel zu benutzen.

Im Übrigen ist es unerheblich, ob Sie die homöopathischen Mittel als Tabletten, Globuli oder Tropfen nehmen. Die Dosierung ist: Eine Tablette entspricht fünf Globuli oder fünf Tropfen. Am praktischsten (auch wegen der langen Haltbarkeit) sind Globuli.

3. Die Mittel

Liste der Mittel

Nachdem wir im ersten Schritt eine Vorauswahl infrage kommender Mittel getroffen haben, erfolgt nun der zweite Schritt. Wir nehmen unsere Notizen mit den Symptomen des Patienten zur Hand und überprüfen, bei welchen der vorausgewählten Mittel die meisten Symptome des Patienten zu finden sind (es müssen nicht alle Symptome zutreffen). Mit diesem Mittel beginnen wir die Behandlung.

In dieser Liste finden Sie die homöopathischen Mittel in alphabetischer Reihenfolge.

Aconitum

· hohes Fieber
· Erkältung in trocken-kalter Luft
· sehr akut
· häufig heißes, rotes, trockenes Gesicht
· Ängste
· heiserer Husten, trocken, kurz, hackend
· Kurzatmigkeit
· Verschlechterung nachts und nach Mitternacht
· durstig

Allium cepa

- Schleimabsonderungen
- Auge und Nase triefen
- Nasenabsonderung ausgesprochen scharf
- Nase und Oberlippe wund
- Tränensekretion eher mild
- beim weiteren Fortschreiten Stimmbandentzündung mit heftigem Husten, eher durch „Kitzelgefühl"
- Verbesserung der Beschwerden in frischer Luft
- Verschlechterung abends und im warmen Raum

Arnica

- Fieber
- Kopf in der Regel dunkelrot und heiß bei kalter Nase
- Gefühl der Zerschlagenheit
- selbst das weichste Polster erscheint zu hart
- heftiger Husten mit Schmerzen des Brustkorbes
- obwohl der Patient deutlich krank wirkt, glaubt er manchmal selber nicht, besonders krank zu sein

Antimonium tartaricum

- Atemnot
- trockener Husten in Bronchien
- Schleimansammlung mit hörbarem Rasseln
- Erstickungsgefühl, weil nicht genug abgehustet werden kann
- muss aufrecht sitzen
- Linderung bei Rechtslage
- Herzklopfen

Arsenicum album

- ängstlich
- verzweifelt
- frostig
- ruhelos
- Verschlechterung nachts
- schlechter nach Mitternacht
- wenn Schmerzen, dann brennend
- Besserung durch Wärme
- trinkt nur in kleinen Schlucken
- auch Durchfälle

Belladonna

- hohes Fieber
- dampfende Hitze
- rotes Gesicht
- Kratzen im Hals
- Husten durch „Kitzelgefühl“
- trotz trockenem Mund und Hals kein Durst
- kalte Hände und Füße
- oft gut, wenn Aconitum geholfen hat, aber jetzt eher Schweiß beim Fieber

Bryonia

- wichtigstes Mittel bei Covid-19 mit Husten
- langsamer Beginn, ähnlich wie bei Gelsemium
- trockener Husten
- stechende Schmerzen beim Husten
- Husten besser beim Aufsitzen

- fester Druck auf den Brustkorb lindert die Schmerzen
- Atembeschwerden mit zunehmendem Stechen beim Einatmen
- Trockenheit der Schleimhäute
- schlechter im warmen Zimmer
- Geschmacksverlust
- Durst
- Schwäche
- Reizbarkeit

Camphora

- grundsätzliches Start- und Zwischenmittel
- plötzliches Schwächegefühl
- eisiges Kältegefühl
- Erkältung mit Frösteln und Niesen
- sehr empfindlich gegen Kälte und Berührung
- Husten - heftig, trocken, hackend
- Husten schlechter beim Einatmen
- unterbrochene Atmung
- erstickende Atemnot
- Herzbeklemmung
- Herzklopfen
- Geruchs-, Geschmacksstörungen
- Müdigkeit

Eupatorium perfoliatum

- Fieber morgens am höchsten
- Gesicht ist heiß und rot
- Zerschlagenheitsgefühl am ganzen Körper, besonders in den Knochen
- manchmal Gelenke wie verrenkt
- Frösteln
- Neigung zum Erbrechen
- Durst stark
- Husten so schmerzhaft, dass der Patient den Brustkorb festhalten (nicht drücken) muss

Euphrasia officinalis

- Schleimabsonderung
- Auge und Nase triefen
- Nasensekretion ohne Tendenz zur Wundheit
- Tränensekretion scharf mit Rötung und Reizung der Augen
- beim weiteren Fortschreiten Stimmbandentzündung mit heftigem Husten

Ferrum phosphoricum

- Fieber oft nur mittelgradig erhöht
- akuter Beginn
- erstes Stadium von Erkältungen
- die Beschwerden kommen und gehen
- Gesicht eher blass, kann aber auch plötzlich gerötet sein, um dann wieder abzublassen
- Schwäche

Gelsemium

- häufig im Anfangsstadium von Covid-19 angezeigt
- Fieber eher nicht so hoch
- das Gesicht kann während des Fiebers dunkelrot sein
- eher langsamer Beginn, oftmals nach „Erkältung"
- Beginn des Infektes oft mit Schwäche, Schwindel, Zittern und Frösteln den Rücken rauf und runter
- teilweise mit Zähneklappern
- wenn Schnupfen vorhanden ist, so ist dieser brennend, wässrig
- Schlucken macht Beschwerden
- Schwere der Augenlider
- trockener Husten
- enges, wundes Gefühl in Lungen
- oft Benommenheit und/oder Benebeltsein und/oder zittrige Schwäche
- nervös, zittrig
- Durst oder Durstlosigkeit
- Geruchs-, Geschmacksstörungen
- Müdigkeit

Influenzinum

- Vorbeugungsmittel für Covid-19 (und Influenza)
- hilft bei Folgen von Covid-19 (Long Covid)

Phosphorus

- Husten
- Husten verschlechtert vom Reden, in kalter Luft, bei Linkslage

- Heiserkeit mehr im Vordergrund
- ängstlich
- zunehmende Lungenbeteiligung (bes. rechts)
- Trostverlangen
- Hitzegefühl im Brustkorb
- häufig nach Gabe von Bryonia angezeigt, wenn trockener Husten wiederkommt oder sich nach Verbesserung verschlechtert

<u>Rhus toxicodendron</u>

- Fieber
- Erkältung als Folge von kaltem und feuchtem Wetter
- nach Abkühlung, nach dem Schwitzen
- oft heftiger Schnupfen, wobei die Nase eher zur Verstopfung neigt
- Absonderung ist eher dick, gelb und übelriechend als wässrig
- Stimmbandentzündung mit Heiserkeit und Wundheitsschmerz
- auffällig ist, dass Einsprechen oder Einsingen zu einer Linderung der Rauhigkeit oder der Stimmbeeinträchtigung führt
- allgemein führt der Beginn einer Bewegung zunächst zu einer Verschlechterung
- bei fortdauernder Bewegung jedoch Besserung
- kalte Anwendungen verschlechtern alle Beschwerden
- warme Anwendungen bessern alle Beschwerden deutlich

Meine Apotheke

Die in diesem Buch vorgestellten Mittel sind keine Raritäten, trotzdem wird nicht jede Apotheke sie auf Lager haben. Besonders die Potenz „C 200“ muss meistens vom Großhandel besorgt werden. Da dauert es dann oft einen Tag, manchmal länger, bis das gewünschte Mittel da ist.

Aus diesem Grund empfehle ich, sich eine „Apotheke“ anzulegen, denn das positive Testergebnis kommt häufig überraschend und auch die ersten Covid-19 Symptome können plötzlich da sein. Da sollte man gleich mit der Behandlung beginnen können.

Alle homöopathischen Mittel sollten Sie in der C 200 besorgen. Wenn Sie einmal keine C 200 zur Verfügung haben sollten, können Sie auch ersatzweise eine C 30 oder D 30 oder eine D 200 einnehmen. Wenn möglich keine Potenzen, die niedriger als C 30 sind.

Wie Sie dem Buch entnommen haben werden, ist das beste “Sofortmittel“ für positiv Getestete und für beginnende Covid-19 Symptome Camphora C 200. Dieses Mittel sollten Sie als erstes Mittel zuhause haben und direkt bei Bedarf einsetzen können. Im Frühjahr 2020 war Camphora zeitweise ausverkauft.

Als zweites Mittel für Ihre Hausapotheke empfehle ich Influenzinum C 200, weil es von Ihrer Apotheke im Ausland besorgt werden muss und möglicherweise 2-3 Wochen Lieferzeit hat. Influenzinum setzen wir, wie Sie ja wissen, nicht akut ein. Aber wenn in Ihrer Gegend ein Covid-19 Ausbruch droht, oder Sie in ein Gebiet mit vielen Coronafällen fahren müssen, dann ist es gut, Influenzinum zur Hand zu haben, um es vorbeugend nehmen zu können. Auch vor der nächsten Grippesaison (oder „Coronawelle") wird es als Vorbeugemittel gute Dienste für die ganze Familie leisten.

Das dritte Mittel, das unbedingt zuhause vorrätig sein sollte, ist Bryonia C 200. Die meisten Corona-Hustenfälle fangen mit einem trockenen Husten an, der mit Bryonia behandelt werden kann. Gut, wenn das Mittel auch dann zur Hand ist, wenn der Husten am Wochenende oder in der Nacht beginnt.

Ich empfehle Ihnen auch, sich die anderen Mittel, die in diesem Buch besprochen werden, zu besorgen, damit Sie im Fall des Falles alles griffbereit haben.

Alle besprochenen Mittel helfen, wie Sie wissen, nicht nur bei Covid-19, sondern bei allen Erkrankungen mit den Symptomen, die zu dem jeweiligen Mittel passen.

Im Folgenden die Vorschläge für kleine homöopathische Hausapotheken mit Mitteln, wie sie in diesem Buch empfohlen worden sind.

Die Miniapotheke
(absolut empfehlenswerte Basisausstattung)

Bryonia
Camphora
Influenzinum

Die mittlere Apotheke
(damit kann man schon viel anfangen)

Aconitum
Antimonium tartaricum
Arsenicum album
Bryonia
Camphora
Eupatorium perfoliatum
Gelsemium
Influenzinum
Phosphorus

Die große Apotheke
(alle in diesem Buch genannten Mittel)

Aconitum
Allium cepa
Arnica
Antimonium tartaricum
Arsenicum album
Belladonna
Bryonia
Camphora
Eupatorium perfoliatum
Euphrasia officinalis
Ferrum phosphoricum
Gelsemium
Influenzinum
Phosphorus
Rhus toxicodendron

Nachwort

Wenn wir an Covid-19 erkranken, so stehen wir, wie Sie nach dem Lesen dieses Buches wissen, nicht hilflos da wie das Kaninchen vor der Schlange. Wir haben jetzt die Möglichkeit, uns nach Infektion oder gar bei leichtem Beginn, wo noch keine ärztliche Behandlung stattfindet, direkt selber an die Behandlung zu machen. Damit gelingt es uns auch, unsere Angst vor einem schlimmen Verlauf auf ein vernünftiges Maß zu begrenzen.

Auch bei Covid-19 ist zu erwarten, dass das Virus mutieren wird, wie wir es allgemein von Viruserkrankungen kennen. Aber trotz der Mutationen wird die homöopathische Behandlung wirksam bleiben, da sie sich am Krankheitsbild und nicht am Virus orientiert.

Bitte beachten Sie, dass wir bei aller Freude über die Möglichkeiten der homöopathischen Selbstbehandlung nicht vergessen dürfen, dass es sehr ernste Verläufe gibt. Deswegen müssen wir, wie mehrfach in diesem Buch erwähnt, immer eine ärztliche Versorgung und Kontrolle im Hintergrund haben. Nur weil homöopathische Mittel – richtig angewandt – oft überraschend gute Wirkungen haben, dürfen wir nicht leichtsinnig werden.

Das beachtend haben wir mit der Homöopathie eine wunderbare nebenwirkungsfreie Behandlungsmethode zur Verfügung, die in bestimmten leichteren Krankheitsstadien auch von Laien erfolgreich durchgeführt werden kann und eine angstmachende therapeutische Lücke überbrückt.

Index

Danke

Ich danke meinen Kolleginnen und Kollegen, die in Seminaren und Besprechungen ihre Erfahrungen bei der Behandlung von Covid-19 mit mir geteilt haben.

Ich danke meinen Patientinnen und Patienten für ihr Vertrauen, bei ihnen Covid-19 homöopathisch behandeln zu können und mit ihnen gemeinsam die schnelle, sanfte und dauerhafte Heilung erleben zu dürfen.

Ich danke meiner Frau für das Lektorat, die Verlagsarbeit und für ihre liebevolle Begleitung.

Der Autor

Dr. Uwe Friedrich
Facharzt für Chirurgie / Unfallchirurgie,
Allgemeinmediziner, Homöopath und leitender
Arzt an der Hahnemann Praxisklinik Baltrum.

Weitere Bücher des Autors im Klar Verlag

„Long Covid - und jetzt? -
Folgen von Viruserkrankungen erfolgreich begegnen“
ISBN 978-3-938461-10-5

„Die homöopathische Krebsbehandlung -
Grundlagen“
ISBN 978-3-938461-06-8

„Homöopathische Hilfe -
Ein Ratgeber in dringenden Fällen“
ISBN 978-3-938461-00-6